Petra Neumayer
Birgit Funfack

Aronia

Powerbiostoffe aus der Apfelbeere

Gesundheit und Vitalität
durch kraftvolle Antioxidanzien

KOHA

Wichtiger Hinweis

Die im Buch veröffentlichten Ratschläge wurden von Verfasser und Verlag sorgfältig erarbeitet und geprüft. Eine Garantie kann dennoch nicht übernommen werden. Ebenso ist die Haftung des Verfassers bzw. des Verlages und seiner Beauftragten für Personen-, Sach- und Vermögensschäden ausgeschlossen.

2. Auflage 2012
Lektorat: Birgit-Inga Weber
Bilder: Fotolia, Getty Images
Gesamtherstellung: Karin Schnellbach
Druck: Finidr, Tschechien
ISBN 978-3-86728-084-6

Inhalt

Einleitung

Warum in die Ferne schweifen, wenn das Gute doch so nahe wächst? Dieser Ausspruch trifft bestens auf die runde Aroniabeere (Aronia melanocarpa) zu, denn bei ihr handelt es sich nicht etwa um eine neue exotische Wunderpflanze aus den Tiefen des Regenwaldes, sondern um eine altbekannte Strauchpflanze, die sich auch in unseren Gefilden äußerst heimisch fühlt: die Schwarze Eberesche. Ein Strauch, der besonders im Osten Deutschlands noch vielen Großmüttern bekannt sein dürfte und der vielleicht sogar vor Ihrer Haustür oder in Ihrem Garten wächst und gedeiht.

Produkte aus heimischem Anbau zu verzehren ist aus vielerlei Gründen empfehlenswert: Es ist nicht nur in ökologischer Hinsicht nachhaltig, sondern auch sinnvoll für unsere Gesundheit. Denn saisonale Ware wird erst geerntet, wenn sie reif ist. Daher weist sie einen Höchstgehalt an Vitaminen und anderen Vitalstoffen auf, wie wir sie insbesondere im Aroniasaft finden.
Das bestätigt auch der bayerische »Aronia-Bauer« Johann Hüttinger:

»Wir ernten erst, wenn die Beeren den höchsten Reifegrad erreicht haben. Wie die Weinbauern messen wir das am sogenannten Oechsle-Gehalt mit dem Refraktometer. Dieses Mostgewicht zeigt gradgenau an, wie hoch der Gehalt an gelösten Stoffen (Zucker) ist; daran erkennt man den Reifegrad. Erst wenn die Beeren vollreif sind und ihr Maximum an Fruchtsüße erreicht haben, werden sie geerntet und sofort zu Saft gepresst.«

Dass gerade die kleinen Apfelbeeren jetzt »neu entdeckt« wurden, haben wir vielen aktuellen wissenschaftlichen Publikationen zu verdanken, die ihren Fokus auf die mengenmäßig überwiegenden Inhaltsstoffe der Apfelbeere, die sogenannten sekundären Pflanzenstoffe, ausgerichtet haben. Sie sind für die Wissenschaft besonders interessant, da sie stark zellschützende Eigenschaften aufweisen und daher vorbeugend oder begleitend bei vielen verschiedenen Erkrankungen – auch bei Krebs oder Demenz – eingesetzt werden können. Der Aroniasaft enthält reichlich davon.

Ziel dieses Buches ist es, Ihnen auf Basis der aktuell verfügbaren medizinischen Erkenntnisse den gesundheitlichen Wert dieser speziellen vitaminähnlichen Inhaltsstoffe (früher auch Vitamin P genannt) der Aroniabeere aufzuzeigen. Erfahren Sie, wie die Aroniabeere als wahrer »Jungbrunnen« für unsere Zellen zu mehr Wohlbefinden, Gesundheit und nachhaltiger Vitalität verhelfen kann.

Dass die richtige Auswahl von Nahrungsmitteln einen positiven Effekt auf die Gesunderhaltung hat und auch Krankheiten vorbeugen kann, gilt heutzutage als unumstritten. Nutzen Sie daher dieses »Privileg« der freien Nahrungsmittelauswahl – der Mensch ist das einzige Lebewesen, das sich seine Nahrungsbestandteile selbst aussuchen und zusammenstellen kann – und setzen Sie auf Gesundheit! Die vielen leckeren Rezepte machen es leicht, die Aronia zu einem festen Bestandteil der heimischen Küche werden zu lassen.

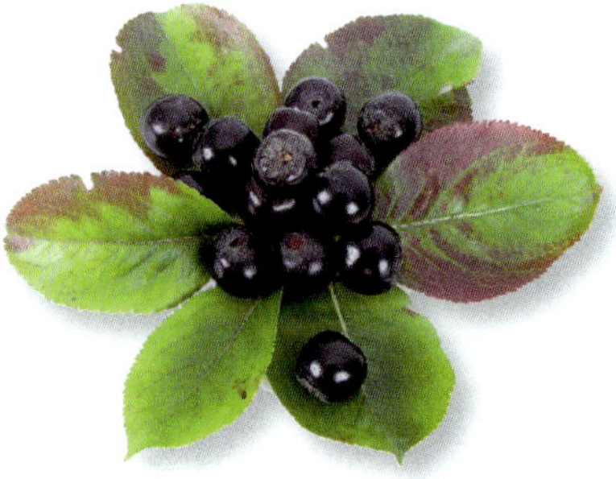

Die Wiederentdeckung einer Heilpflanze

Wie Apfel und Himbeere gehören auch alle Ebereschenarten zu den Rosengewächsen (Rosaceae). Ursprünglich stammt diese Pflanzengattung aus Nordamerika. Dort war die Eberesche schon den Indianern bekannt: Sie verarbeiteten die Beerenfrüchte mit anderen Zutaten zu einer Art Kraftriegel, der als Reiseproviant diente. In den USA werden die roten Früchte »Chokeberry« genannt. Von Nordamerika gelangte die Eberesche nach Russland. Dort soll die Strauchpflanze um 1910 von dem Obstzüchter und Biologen Iwan Mitschurin mit anderen Obstsorten veredelt worden sein. Schließlich verbreitete sich die Aronia auch in Osteuropa und in Deutschland.
Seit 1946 ist die Schwarze Eberesche (Sorbus melanocarpa) in der ehemaligen UdSSR eine anerkannte Kulturpflanze. In Russland werden die Beeren bereits seit 1970 arzneilich für die Herstellung von blutdrucksenkenden und gefäßstabilisierenden Medika-

menten verwendet. In der russischen Volksmedizin ist die Anwendung mit Aroniabeeren seit Langem populär; als »Allroundheilmittel« werden sie eingesetzt, um einen zu hohen Blutdruck zu senken, bei Infektionen der Harnwege, bei Hauterkrankungen und vielem mehr.

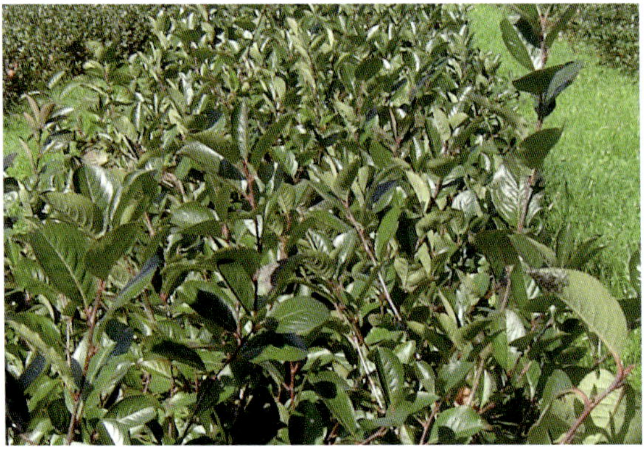

Hierzulande wird die Aronia seit 1975 offiziell in Plantagen in Sachsen angebaut. In der ehemaligen DDR wurden aus der Apfelbeere allerlei Produkte hergestellt wie etwa Schaumwein, Fruchtsauce und -joghurt. Heutzutage wird sie vorwiegend zum Pressen des Direktsaftes kultiviert. Große Anbauflächen befinden sich inzwischen aber nicht nur im Osten Deutschlands – jüngst wird die Apfelbeere in großem Stil auch in Niederbayern angebaut: Wo vor Kurzem noch Maisfelder die Landschaft prägten, wächst heute die dunkelrote Apfelbeere – Strauch an Strauch. Und wir sind uns sicher, dass bei steigender Nachfrage noch weitere Landwirte auf den Aronia Anbau setzen werden. Denn neben dem Aroniasaft werden inzwischen viele Produkte angeboten, die sich die geschmacklichen und gesundheitlichen Eigenschaften der Apfelbeere zunutze machen, wie beispielsweise Aronia-Marmelade oder Aronialikör. Selbst als Zusatz in Kosmetika können die antioxidativen Kräfte einiges gegen die Zellalterung der Haut tun.

Schwarze Eberesche – selbst kultivieren

Rosengewächse sind sehr anspruchslos und gedeihen sogar im kalten Sibirien! Sie benötigen also nicht unbedingt den berühmten »grünen Daumen«, um die Schwarze Eberesche in Ihrem Garten oder Vorgarten oder auch im Topf zu pflanzen, denn aufgrund ihrer Wirkstoffe, die noch ausführlich beschrieben werden, ist die Pflanze kaum anfällig für Schädlinge oder Pflanzenkrankheiten.

Grundsätzlich kann man die Aronia das ganze Jahr

über pflanzen, solange kein Frost herrscht. Die beste Pflanzzeit ist der Herbst von September bis November. Die Aronia braucht Licht, passt sich aber allen Bodenverhältnissen gut an; nur in trockenen Sommern sollte sie zusätzlich bewässert werden.

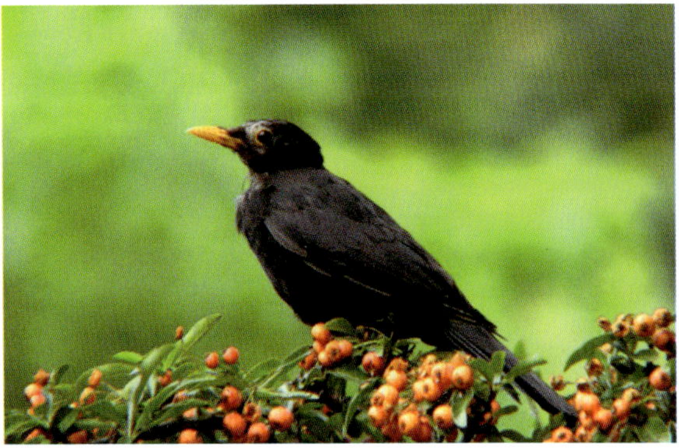

Die Blütezeit ist im Mai, die beste Erntezeit Mitte August. Dann können Sie die reifen heidelbeerähnlichen Früchte pflücken und zu Saucen, Kompott, Marmelade und Säften verarbeiten (siehe Rezeptteil). Getrocknete Apfelbeeren können in allen Ihnen bekannten Rezepten genauso wie Rosinen verwendet werden.

Achtung: Auch die Vögel lieben die Aroniabeeren! Schützen Sie Ihr Erntegut eventuell mit einem Netz, das im Gartenfachhandel erhältlich ist.

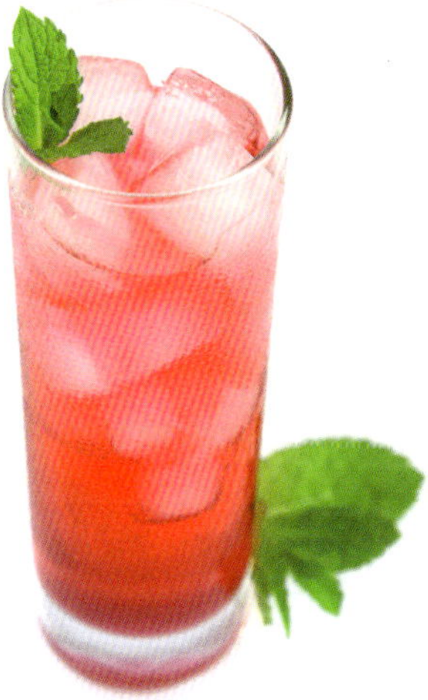

Die Welt der Elixiere und Ursäfte

Gibt es eigentlich etwas Besseres für unsere Gesundheit und Vitalität als reine und naturbelassene Säfte? Viele Gesundheitsexperten meinen einhellig: Nein! Denn Säfte aus Gemüse und aus Obst sind reich an konzentrierten natürlichen Nährstoffen, die in dieser Form für den menschlichen Organismus im höchsten Maße »bioverfügbar« sind, also optimal verwertbar für unsere Zellen. Sicherlich haben Sie schon oft von der heilenden Wirkung von Säften gehört. In ihnen ist alles enthalten, was unser Organismus zum Überleben braucht.

Bestes Beispiel hierfür ist der amerikanische »Saft-Guru« Norman W. Walker. Von ihm weiß man, dass er dank frischer Obst- und Gemüsesäfte 116 Jahre alt wurde und im Alter von 113 Jahren sein letztes Buch schrieb ...

Natürlich wollen wir Sie in diesem Buch nicht dazu animieren, Ihre gesamte Ernährungsweise auf Safttrinken und Rohkost umzustellen. Wir möchten Sie vielmehr ermutigen, das Safttrinken zu einer ergänzenden Ernährungsgewohnheit und zu einem festen Bestandteil Ihres Tages werden zu lassen.

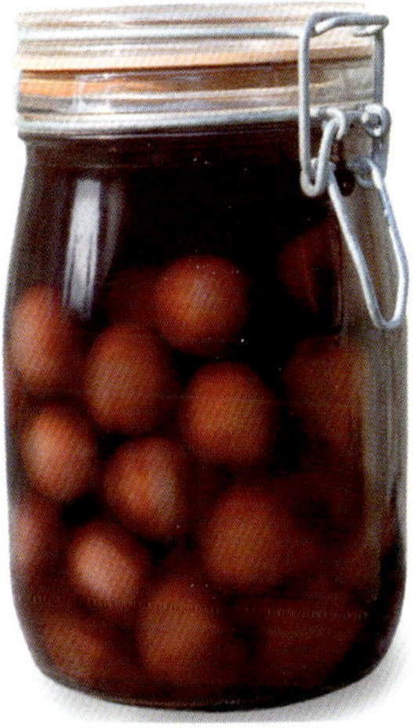

Unsere Großmütter wussten noch, dass gerade in den Beerensäften wahre Urkräfte stecken. Seit jeher sind Beeren ein traditionsreiches Heil- und Nahrungsmittel. Und gerade die Beerenfrüchte sind es, die heutzutage eine wahre Renaissance erleben. So stehen etwa Sanddornsaft, Schlehensaft oder Elixiere aus Heidelbeere, Schwarzer Johannisbeere, Holunder und Preiselbeere ganz hoch in der Gunst vieler Gesundheitsbewussten. Und sogar Bioköche haben jüngst die Kraft der Beerensäfte für ihre Kochkünste entdeckt.

Warum Beeren auspressen und nicht die ganzen Früchte essen?

Weil ausgepresste Säfte keine Faserstoffe mehr enthalten, wird der Verdauungsprozess umgangen; daher wird der Körper sofort mit den wertvollen Powerbiostoffen versorgt: Direktsäfte liefern 95 Prozent ihrer Nährstoffe – und zwar sofort!

Natürlich ist es kein Zufall, dass es ausgerechnet die roten und dunkelvioletten Beeren sind, die es so »in sich haben«. Denn die roten Früchte enthalten ein Maximum an Vitalstoffen, allen weit voran die Aroniabeere.

Die regelmäßige Versorgung mit wertvollen, bioverfügbaren Vitalstoffen stärkt das Immunsystem, regt die Selbstheilungskräfte an und bietet den vielfältigsten Umweltbelastungen ein gesundes Gegengewicht.

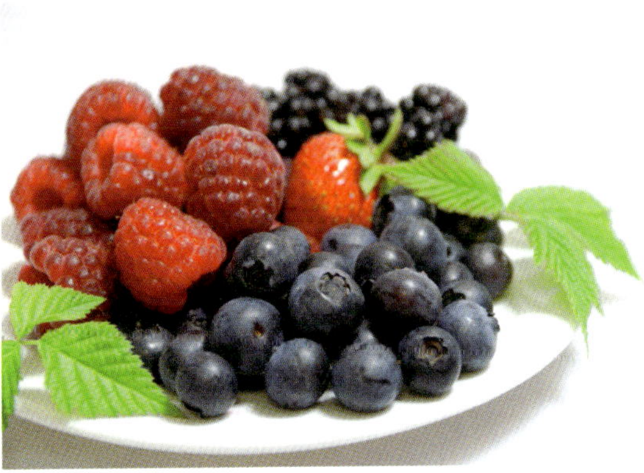

Rot – die heilsame Farbe aus der Pflanzenwelt

In der Natur geschieht nichts zufällig oder ohne Sinn und Zweck. Bunte Farben von Obst und Gemüse erfreuen nicht nur unser Auge: Wie Wissenschaftler herausgefunden haben, besitzen die farbigen Pigmente auch vielerlei Heil- und Schutzstoffe.
Pflanzen produzieren Farbpigmente als Abwehrstoffe gegen Schädlinge, Krankheitserreger, UV-Strahlung des Sonnenlichts und zur Neutralisierung freier Radikale. So gilt die Farbe Rot in der Natur seit jeher als Warnung oder als Signal, häufig auch um die Pflanze vor Fressfeinden zu schützen. Schließlich können Pflanzen nicht vor ihren Feinden fliehen – daher mussten sie einen besonders effektiven Schutz entwickeln, um ihr Überleben zu sichern.

Solche bioaktiven Schutzsubstanzen werden unter den Oberbegriffen »sekundäre Pflanzeninhaltsstoffe« oder »Bioflavonoide« oder ehemals auch »Vitamin P oder Phytamine« zusammengefasst. Und was den Pflanzen guttut und sie schützt, hat bei Menschen einen ähnlichen Effekt, wie man heute weiß.

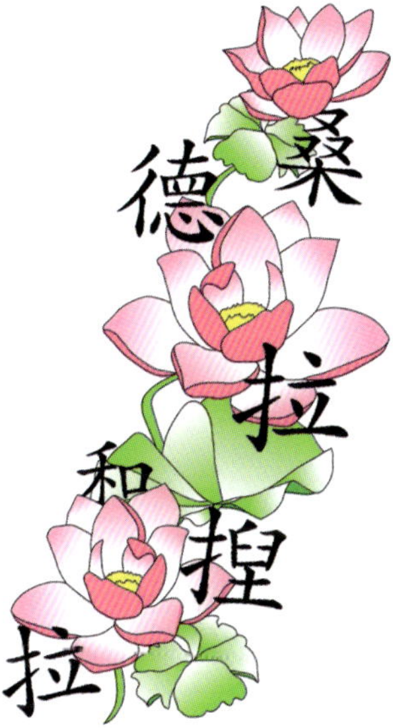

In der Traditionellen Chinesischen Medizin (TCM) hat die Farbe Rot einen starken Bezug zum Feuerelement, zum Herz-Kreislauf-System, zu Blut, Wärme und Liebe.

Lange war den Wissenschaftlern die Rolle der sekundären Pflanzenstoffe nicht klar. Heute weiß man, dass sie der Pflanze dienen, und zwar besonders in der Interaktion zwischen Pflanze und Umwelt. Genau aus diesem Grund sind die vitaminähnlichen Substanzen auch für uns Menschen so wertvoll. Auch wir benötigen sie für all unsere Körperzellen als »Schutzschild« vor schädlichen Umwelteinflüssen.

Bei den sekundären Pflanzenstoffen handelt es sich um phytochemische Verbindungen. Pro Tag essen und trinken wir von diesen Molekülen rund ein bis zwei Gramm durch verschiedene Nahrungsmittel (z. B. Obst, Gemüse, Rotwein, Tee). In Zahlen bedeutet dies: Täglich nehmen wir 5000 bis 10 000 dieser Verbindungen auf! Allein die Höhe dieser Zahl macht deutlich, welch eine wichtige Rolle die sekundären Pflanzenstoffe für unseren Organismus spielen.

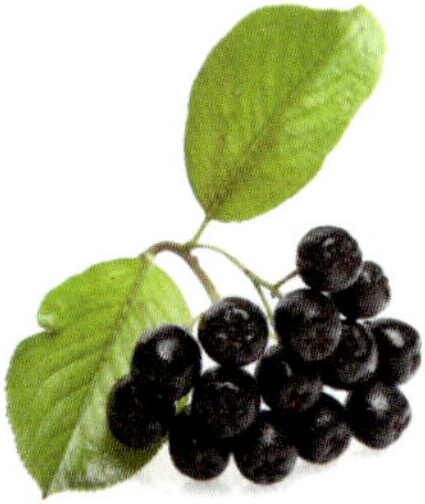

Multitalente für die Gesundheit: Polyphenole

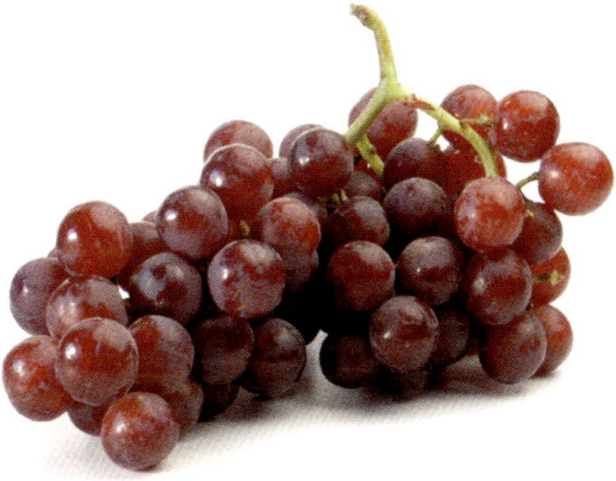

Heutzutage ist von vielen verschiedenen bioaktiven Substanzen die Rede, die allesamt zu den sekundären Pflanzenstoffen zählen. Bestimmt haben Sie schon von den Carotinoiden gehört, den fettlöslichen roten Farbpigmenten, die in großen Anteilen in Karotten vorkommen und besonders wichtig für die Gesundheit unserer Augen sind. Oder von der anderen wichtigen Gruppe, den Polyphenolen, die besonders reichlich in roten Trauben bzw. Rotwein und auch in der Kakaobohne vorkommen. Auch die bekannten Substanzen OPC (oligomere Proanthocyanidine) und Resveratrol sind in hohen Konzentrationen in den roten Trauben enthalten und gehören ebenfalls zu den Polyphenolen.

Sie sehen schon, diese Polyphenole haben es richtig in sich und ihr gesundheitlicher Effekt war Grundlage vieler internationaler wissenschaftlicher Studien der letzten Jahre: Polyphenole sind ein Komplex kräftiger Antioxidanzien mit stark zellschützender Wirkung. Man weiß noch nicht genau, wie viele chemische Verbindungen zur Gruppe der Polyphenole gehören – geschätzt werden Zahlen um die 50 000. Es handelt sich um chemisch sehr einfache, aber auch sehr komplex aufgebaute Substanzen. Polyphenole kommen in Farb-, Duft- und Geschmacksstoffen von Pflanzen vor, in Blüten, Blättern und Früchten. Obst und Gemüse aus Freilandbau weisen einen höheren Gehalt an Polyphenolen auf als Obst- und Gemüsesorten aus dem Gewächshaus. Besonders bekannt und wissenschaftlich untermauert ist ihre positive Wirkung auf das Herz und sämtliche Gefäße: Polyphenole halten die Gefäße elastisch, sorgen dafür, dass sich keine Plaques ablagern, und wirken regulierend auf den Blutdruck. Zudem wirken sie antientzündlich, antimikrobiell u.v.m.

Und genau zu dieser Gruppe der Polyphenole gehören auch die sogenannten Anthocyane (griech. ánthos = Blüte, kyáneos = blau), von denen noch im Speziellen die Rede sein wird. Anthocyane – die dunkelroten Pflanzenfarbstoffe – kommen in roten Beeren wie Heidelbeeren und Johannisbeeren, aber auch in Kirschen und Rotkohl sowie in außerordentlich hohen Anteilen in der Aroniabeere vor.

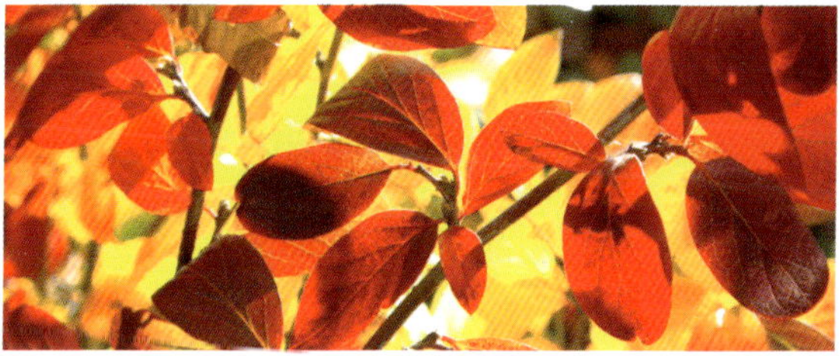

Auch die herbstliche Rotfärbung von Weinlaub erfolgt aufgrund der vermehrten Bildung von Anthocyanen. Roter Weinlaubextrakt ist in der Medizin für seine positiven Effekte auf die Venen bekannt, da er die feinen Gefäßwände schützt und stabilisiert und die Durchblutung anregt.

Kapitel 5

Die roten Powerstoffe aus der Apfelbeere: Anthocyane

Anthocyane sind vor allem in den Randschichten anzutreffen, also in den Fruchtschalen. Von einem Apfel wissen wir, dass seine wertvollsten Inhaltsstoffe – wie sekundäre Pflanzenstoffe, Vitamine und Mineralien – in großen Mengen in der Schale oder ganz nahe an der Schale gespeichert sind. Die Erklärung, warum gerade dort ein so reichhaltiges Reservoir an Vitalstoffen steckt, ist logisch: Die Schale schützt die Frucht vor äußeren Eindringlingen, vor Sonneneinstrahlung, vor Hitze oder Kälte. Und dass ganz kleine Beeren einen besonders großen Schutz benötigen, liegt klar auf der Hand: Schon aufgrund ihrer geringen Größe können sie von einem Eindringling oder durch schädliche äußere Faktoren, die auf sie einwirken, viel schneller vernichtet werden als etwa eine große Frucht, sagen wir mal eine Ananas. Daher weisen gerade Beeren vergleichsweise hohe Mengen an Schutzstoffen auf, die ihre Wirkung auch in anderen lebendenden Organismen entfalten können. Allen voran die Aroniabeere, die ein unübertroffenes Nährstoffprofil aufweist: Neben einer Fülle wichtiger Vitamine und Mineralstoffe ist ihr Anthocyangehalt weitaus höher als jener von Erdbeeren, Himbeeren oder Trauben. Das macht die Apfelbeere zur wahren Powerfrucht.

Kleine Beere – große Wirkung

Das Wirkspektrum der zur Gruppe der Polyphenole gehörenden Anthocyane ist besonders groß. Unter den sekundären Pflanzenstoffen sind sie ein Highlight. Untersuchungen weisen auf folgende Eigenschaften hin:

- entzündungshemmend
- gefäßschützend
- immunmodulatorisch
- stark antioxidativ
- antimikrobiell, antiviral
- antikanzerogen
- Herz-Kreislauf-Erkrankungen vorbeugend
- Sehvorgänge unterstützend

Antioxidanzien – die haben was gegen freie Radikale

Viren, Bakterien, Pilze – von ihnen wissen wir, dass sie unserer Gesundheit durch unkontrolliertes Wachstum schaden können. Ebenso verhält es sich bei den sogenannten freien Radikalen: Sie spielen eine gewichtige Rolle im Alterungsprozess all unserer Körperzellen und bei der Entstehung von Krankheiten. Nicht umsonst werden sie auch als »Altmacher« oder »Krankmacher« bezeichnet.

Freie Radikale sind sehr aggressive Sauerstoffmoleküle. Im Gegensatz zu den von außen kommenden Krankheitserregern entstehen sie ständig in unserem Stoffwechsel.
Grundsätzlich benötigen die Zellen Sauerstoff zur Energiegewinnung. Bei diesem Prozess entstehen jedoch auch freie Radikale, sozusagen als »Abfallprodukte«. In allen Situationen, in denen der Körper mehr Energie braucht (Stresssituationen, Hochleis-

tungssport, entzündliche Erkrankungen u.v.m.) entstehen also auch vermehrt freie Radikale.

Oxidativer Stress – Risikofaktor für die Gesundheit

Ist die Balance zwischen Antioxidanzien und freien Radikalen gestört und bekommen die aggressiven Moleküle die Überhand, gelten die freien Radikale als Mitverursacher für folgende Erkrankungen:

- Herz-Kreislauf-Erkrankungen
- Krebs
- Diabetes mellitus und Folgeerkrankungen
- Neurologische Erkrankungen wie Demenz,Morbus Alzheimer und Parkinson
- Erkrankungen des rheumatischen Formenkreises
- Altersbedingte Makuladegeneration (AMD) und Grauer Star
- Immunschwäche und alle damit in Zusammenhang stehenden Erkrankungen

Aus chemischer Sicht sind diese Moleküle instabil – sozusagen »partnerlos«. Für ihre Vollständigkeit und Stabilität benötigen sie ein fehlendes Elektron, das

sich die reaktionswütigen Moleküle einfach aus dem Bauplan einer gesunden Zelle rauben. Nach diesem Übergriff ist die betroffene Zelle geschädigt oder sie wird selbst zum freien Radikal – eine Kettenreaktion entsteht – oder sie geht häufig gleich zugrunde.
Im Laufe eines Jahres produziert unser Körper durchschnittlich rund 1,7 Kilogramm freie Radikale. Treten sie allerdings in zu großen Mengen auf, spricht man in der Medizin von »oxidativem Stress«. So kann eine alte Zelle bis zu 50 000 »Verletzungen« durch freie Radikale ansammeln.
Dr. med. Richard Béliveau und Dr. med. Denis Gingras, führende Mediziner aus dem Krebsforschungszentrum des Hôpital Sainte-Justine, Montreal, gehen noch einen Schritt weiter: Sie meinen, diese »Wunden« in den Zellen seien eine Ursache für die Veränderung von Zellen hin zu Krebszellen.

Die Wissenschaft geht von täglich 10 000 DNA-Angriffen pro Zelle aus. Aufgrund unserer Umwelt- und Lebenssituation ist antioxidativer Zellschutz so wichtig wie nie zuvor, denn es gibt eine Reihe von Faktoren, die die Überfrachtung der freien Radikale zusätzlich fördern.

Das begünstigt die vermehrte Entstehung freier Radikale

- Luftverschmutzung
- Radioaktive Strahlung (Flugreisen, Röntgen, Verzehr von Pilzen oder Wild)
- Nährstoffmangel durch Fehlernährung
- Bestimmte Lebensmittelzusatzstoffe
- Pflanzenschutzmittel in Lebensmitteln
- Zigarettenrauch
- Alkohol
- UV-Licht (Sonne, Solarium)
- Elektrosmog
- Medikamenteneinnahme (z. B. Antibiotika, Schmerzmittel, Hormone)
- Chronische Entzündungen
- Sport im anaeroben Bereich
- Stress und seelische Belastungen

Rostschutz für unsere Körperzellen!

Doch erfreulicherweise sind wir den aggressiven freien Radikalen nicht wehrlos ausgeliefert. Unser Organismus hat einige effektive Verteidigungsstrategien im Kampf gegen die freien Radikale entwickelt, die durch die Kraft der Antioxidanzien zustande kommen. Denn die Antioxidanzien gehen mit den freien Radikalen eine Verbindung ein, sodass Letztere »umgeformt« werden, das heißt, die aggressiven Moleküle werden in ihrer zellschädigenden Wirkung einfach »neutralisiert«. Umgangssprachlich werden die Antioxidanzien daher als effektive »Radikalenfänger« bezeichnet.

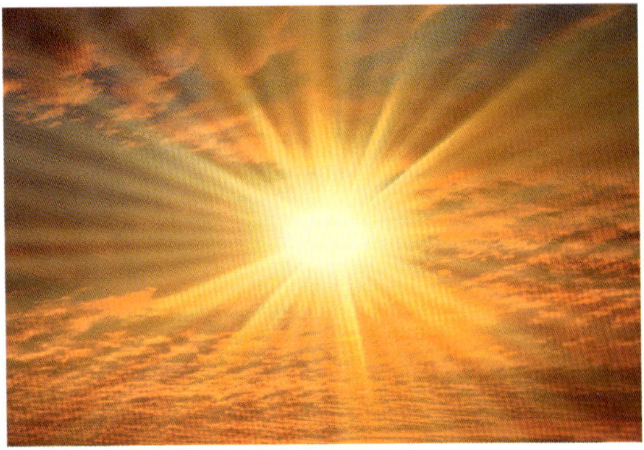

Diesen Prozess können Sie sich ganz simpel vorstellen: Wenn Sie eine Avocado auseinanderschneiden, oxidiert das Fruchtfleisch, sobald es mit Sauerstoff in Berührung kommt; es wird braun und »rostet«. Träufeln Sie beispielsweise das Antioxidans Zitrone (Vitamin C) über das Fruchtfleisch, so werden die Zellen vor der Oxidation durch Sauerstoff geschützt, die frische Farbe des Fruchtfleisches bleibt erhalten. Antioxidanzien dienen sozusagen als »Rostschutz« für unsere Körperzellen.

Um dem oxidativen Stress zu begegnen, stehen zweierlei Arten von Antioxidanzien mit zellulären Schutzfunktionen zur Verfügung:
Da sind zum einen die »endogenen Antioxidanzien«, die bereits im Körperinneren vorhanden sind. Allerdings benötigen auch sie für den Aufbau und die Funktionsfähigkeit Bausteine aus der Ernährung. Zu den endogenen Antioxidanzien zählen Stoffe wie Bilirubin, Cystein, Harnsäure, Histidin.
Zum anderen kennen wir die »exogenen Antioxidanzien«, die von außen über die Ernährung zusätzlichen Schutz liefern. Darunter versteht man eine Gruppe von Nährstoffen und bioaktiven Substanzen, die eine antioxidative Wirkung aufweisen, beispielsweise die Vitamine A, C und E oder Spurenelemente wie Zink und Selen sowie natürlich die wichtige Gruppe der sekundären Pflanzenstoffe.

Eine gesunde Ernährungsweise mit einem hohen Anteil an Obst und Gemüse ist daher grundsätzlich für unsere Gesunderhaltung wichtig. Wer allerdings auf eine effektive Schutzwirkung im Kampf gegen freie Radikale setzen möchte, dem sei die Apfelbeere besonders ans Herz gelegt, denn unter allen antioxidativ wirksamen Vitalstoffen ist die Gruppe der Polyphenole weitaus stärker wirksam als die antioxidativen Vitamine; Untersuchungen schreiben ihnen eine Wirkung zu, die um ein Hundertfaches stärker ist als beispielsweise jene von Vitamin E. Auch das berühmte Antioxidans Vitamin C soll nur rund 15 Prozent zum antioxidativen Zellschutz beitragen. Weil die Antioxidanzien im Kampf gegen die freien Radikale aber selbst zugrunde gehen – sie opfern dafür ja ein Elektron –, muss das Reservoir an Antioxidanzien ständig neu aufgefüllt werden. Mit dem täglichen Genuss von Aroniasaft als hochwirksames Antioxidans gegen freie Radikale können Sie dem oxidativen Stress also effektiv entgegenwirken, denn die im Aroniasaft enthaltenen sekundären Pflanzenstoffe gelten als Antioxidans Nummer eins! Darüber hinaus sind Antioxidanzien im Verbund besonders stark. So können die sekundären Pflanzenstoffe des Aroniasaftes bereits vorhandene andere Antioxidanzien wie Vitamine zusätzlich »boostern«.

Aroniasaft – das Antioxidans Nummer eins!

Der Anthocyangehalt im Aroniasaft übersteigt den anderer Beeren um ein Vielfaches. Dies fand Prof. Dr. Clarissa Gerhäuser vom Krebsforschungszentrum in Heidelberg heraus. In ihrer Publikation „Flavonoide und andere pflanzliche Wirkstoffe« kam sie zu folgender Auswertung:

Anthocyanidinegehalt in Früchten (mg/100 g)

Aroniabeeren	800
Süßkirschen	180
Blaue Weintrauben	165
Blaubeeren	165
Brombeeren	160
Himbeeren	40
Erdbeeren	30

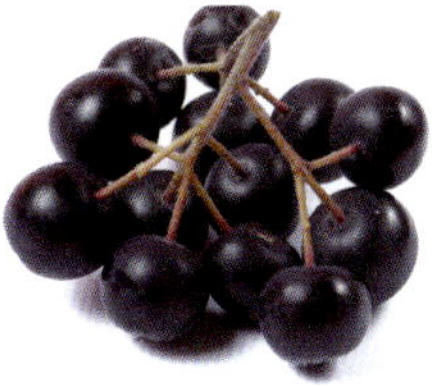

Der Vitalstoffcocktail – alle Inhaltsstoffe auf einen Blick

Findige Hersteller könnten nun auf die Idee kommen, Anthocyane zu isolieren oder sie chemisch nachzubauen. Doch heute weiß man, dass Mikronährstoffe in der Kombination besonders stark sind, denn sie ergänzen und bedingen sich sogar zum Teil in ihrer Wirkung. Auch dies macht den frischen Direktsaft der Apfelbeere so wertvoll. Er enthält viele weitere wertvolle Mikronährstoffe, die in ihrer synergistischen Wirkung quasi alle »Hand in Hand« arbeiten. Und bei der Aroniabeere sind das außer den erwähnten stark antioxidativ wirkenden Polyphenolen noch eine Reihe essenzieller Vitamine, Mineralien und Spurenelemente, die für unser tägliches Wohlbefinden und für viele Körperfunktionen und chemische Reaktionen wichtig sind.

Mikronährstoffe in der Aroniabeere

Vitamin A / Provitamin A (Beta-Carotin)
Vitamin C
Vitamin E
Vitamin K
Vitamin B_2 (Riboflavin)
Folsäure
Vitamin P (Polyphenole wie Anthocyan)
Niacin
Eisen
Jod
Kupfer

Vitamin A

Gehört zur Gruppe der Antioxidanzien und puffert freie Sauerstoffradikale ab, die Körperzellen schädigen können. Aktiviert die Immunabwehr, hilft beim Aufbau roter Blutkörperchen und gilt als wichtiges Vitamin für unsere Sehkraft. Vitamin A ist ein lebensnotwendiges fettlösliches Vitamin, das stets über die Nahrung zugeführt werden muss, weil es der Körper nicht selbst herstellen kann.

Vitamin C

Schützt unseren Organismus in mehrfacher Hinsicht vor den Angriffen körperfremder Stoffe. Es stimuliert unser gesamtes Immunsystem sowie die Bildung der weißen Blutkörperchen, der Leukozyten.

Vitamin E

Gehört ebenfalls zur Gruppe der Antioxidanzien und gilt als Zellschutz- und Zellverjüngungsvitamin – auch unsere Gehirnzellen profitieren davon. Darüber hinaus hält Vitamin E viele weitere Funktionen im Körper inne: So wirkt es beispielsweise der Tendenz der Verklumpung von Blutplättchen entgegen und schützt so vor Gefäßverkalkung. Zudem regt es die weißen Blutkörperchen zur erhöhten Abwehr gegen Bakterien an.

Vitamin K

Ist unerlässlich für unsere Knochengesundheit, für das Bindegewebe sowie für das Gleichgewicht von Blutgerinnungsvorgängen.

Vitamin B_2

Wichtig für die Energieproduktion und das Gewebewachstum. Für Heilungsprozesse der Haut ist Riboflavin förderlich.

Folsäure

Zählt auch zu den Vitaminen und ist wichtig für das Wachstum aller Zellen im Körper und für den Gefäßschutz. Unverzichtbar für die gesunde Ausformung des zentralen Nervensystems in der Entwicklung des Fötus.

Vitamin P

Sekundäre Pflanzenstoffe, die stark antioxidativ wirken und dadurch die Körperzellen vor den Angriffen der freien Radikale schützen. Senken das Erkrankungsrisiko für Herz-Kreislauf-Störungen, Demenzerkrankungen und Krebs und gelten allgemein als zellverjüngend.

Niacin

Als Bestandteil von Enzymen wichtig für viele chemische Reaktionen im Körper, besonders wenn es um die Energieversorgung geht. Unerlässlich für die Funktion der Erbsubstanz.

Eisen

Wichtiges Mineral für die Blutbildung und den Sauerstofftransport der roten Blutkörperchen. Zudem ist es unabdingbar für die Abwehrkräfte und schützt vor Infektanfälligkeit.

Jod

Wichtiger Baustein für das Schilddrüsenhormon. Unverzichtbar für viele Stoffwechselvorgänge sowie für Entwicklung und Wachstum. Zudem hat es positive Effekte auf den Fettstoffwechsel und auf entzündlich-degenerative Erkrankungen.

Kupfer

Ist Teil zahlreicher Enzyme und hält so eine Fülle von Funktionen im Stoffwechsel inne. Zusammen mit Eisen ist es für die Blutbildung wichtig, ebenso zur Bildung von Kollagen und Elastin im Bindegewebe. Auch zum Aufbau von Nervenfasern und zur Bildung von Melanin wird es gebraucht.

Benötigen wir zusätzliche Mikronährstoffe?

Diese Frage wird in Fachkreisen kontrovers diskutiert. Einig sind sich die Experten, dass ein Mangelstatus an Mikronährstoffen durch bestimmte Lebensumstände bestehen kann, etwa bei Krankheit, Medikamenteneinnahme, Hochleistungssport, Mangelernährung im Alter, Stresszuständen u.a. Ansonsten sind viele Ernährungswissenschaftler der Ansicht, dass man durch eine ausgewogene Ernährungsweise den normalen Tagesbedarf an Mikronährstoffen decken kann.

Doch auch bei noch so gesunder Ernährung können es die heutigen Umweltbedingungen und Lebensumstände mit sich bringen, dass nicht immer genug Mikronährstoffe auf den Tisch kommen: Durch das Auslaugen der Böden, durch Monokulturen, Einsatz von Kunstdüngern und Pestiziden und durch sauren Regen hat der Gehalt an Vitalstoffen in Obst und Gemüse in den letzten Jahren rapide abgenommen. Hinzu kommen die Ernte von unreifem Obst und Gemüse, lange Transportzeiten und lange Lagerhaltung – auch all dies geht auf Kosten der Vitalstoffe. Laut einer Untersuchung des Schwarzwald-Sanatoriums Obertal hat der Vitalstoffgehalt an Vitaminen und Mineralstoffen in einem Vergleichszeitraum von 10 Jahren je nach Produkt um durchschnittlich 35 bis 80 Prozent abgenommen. Demnach enthielten heutzutage beispielsweise Bananen um 92 Prozent weniger Vitamin B_6, beim Spinat zeigte sich eine Reduzierung des Vitamin-C-Anteils um 58 Prozent, und bei der Kartoffel war der Calciumgehalt gleich um 70 Prozent geringer als in früheren Zeiten.

Auch das Koch- und Essverhalten trägt dazu bei, dass der Tagesbedarf an Mikronährstoffen häufig nicht gedeckt wird: Das Erwärmen in der Mikrowelle tötet alle Antioxidanzien ab; immer mehr »leere Kalorien« werden verzehrt, dazu zählen Weißmehlprodukte,

zuckerhaltige Getränke und Designerfood, die wenige bis gar keine Vitalstoffe enthalten.
Kommen zu den Lebensgewohnheiten noch Rauchen, Alkoholkonsum und Stress hinzu, dann haben es die betroffenen Menschen mit regelrechten Vitamin- und Mineralienräubern zu tun.
Schließlich gibt es heutzutage noch die vielfältigsten Umweltbelastungen, vor denen unser Körper eine Extraportion Schutz braucht. Alles in allem: viele Gründe, die dafür sprechen, dass wir unsere tägliche Ernährung öfter mit frisch gepressten Direktsäften und mit dem vitalstoffhaltigen Cocktail aus der Aroniabeere bereichern sollten.

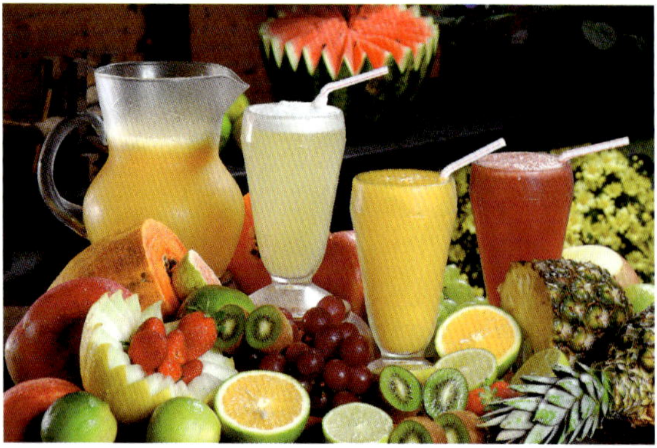

Aronia zur Immunstärkung

Die Kombination aus Umweltbelastungen und einem immer weiter sinkenden Vitalstoffgehalt in unserer Nahrung wirkt sich zusehends auf unsere Abwehrkräftebilanz aus. Obwohl wir zu jeder Jahreszeit vermeintlich reichlich Auswahl an Obst und Gemüse in Supermarktregalen finden, verhungern wir schier am prall gedeckten Tisch. Zudem kommt unser Organismus mit jährlich rund 1000 neuen chemischen Substanzen in Berührung; das irritiert die Abwehrkräfte zusätzlich und schwächt sie. Herz-Kreislauf-, Stoffwechsel- und Krebserkrankungen nehmen zu, die Gefäße machen dicht. Jeder kennt jemanden, der mit Allergien oder Nahrungsmittelunverträglichkeiten zu tun hat, oder ist gar selbst davon betroffen. Auch viele andere schwere Erkrankungen werden heute in Zusammenhang mit einem instabilen Immunsystem gebracht.

Um gesund und fit zu bleiben, hat unser Körper einen komplexen Schutzmechanismus entwickelt, mit dem Infektionen oder andere Krankheiten im Normalfall gut bekämpft werden können: das spezifische und unspezifische Abwehrsystem. Diese allseits bereite Truppe ist eng vernetzt mit den Abläufen im Nervensystem und Hormonsystem. Ein intaktes Immunsystem ist in der Lage, Eindringlinge von außen (Keime) unschädlich zu machen und die Körperzellen zu schützen.

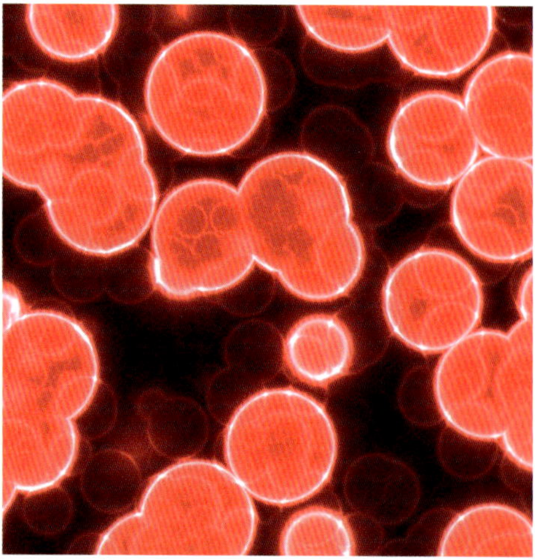

Um bei guter Gesundheit zu bleiben, sollte im Körper ein Gleichgewicht zwischen Antioxidanzien und freien Radikalen bestehen. Nimmt der oxidative Stress jedoch überhand – und damit die Anzahl der aggressiven freien Radikale –, kann das auch die Arbeit der Abwehrzellen und der Immunbotenstoffe beeinträchtigen: Die körpereigenen Schutzmechanismen sind gefährdet. Mögliche Folgen sind Abwehrschwäche, Müdigkeit, ständig wiederkehrende Infektionen sowie die Entstehung ernsterer Immunsystem-relevanter Erkrankungen, die von schweren Hautproblemen bis Rheuma reichen. Wer bereits unter einem schwachen Immunsystem leidet, profitiert besonders von den antioxidativen Kräften der Aroniabeere. Antioxidanzien schützen und unterstützen als natürliche Helfer die Arbeit des körpereigenen Abwehrsystems.

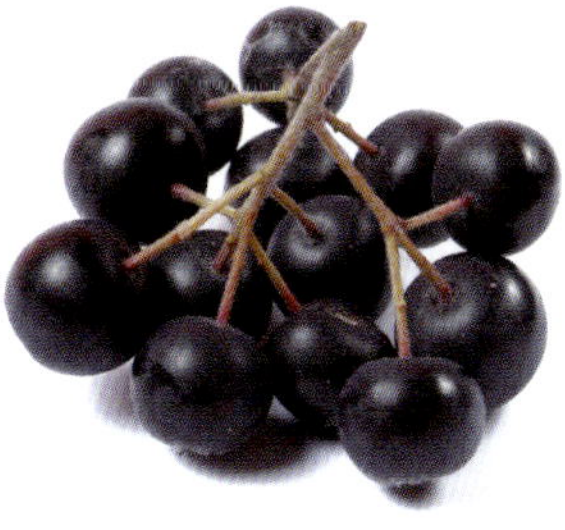

Krebsprävention mit der Apfelbeere

In den letzten Jahren beschäftigen sich viele Wissenschaftler intensiv mit der Thematik, ob ein Zusammenhang zwischen Ernährung und der Entstehung von Krebs bestehe. Bis heute konnte dies nicht eindeutig bewiesen werden, wohl aber gibt es sichere Anhaltspunkte, welcher Lebensstil und welche Risikofaktoren Tumorerkrankungen begünstigen. Unumstritten ist, dass eine gesunde Ernährung mit reichlich Antioxidanzien für die Krebsprävention von besonderer Bedeutung ist. Menschen, die beständig unter Stressbelastungen stehen, viel rauchen, Alkohol trinken und sich ungesund ernähren, tragen schon deshalb ein höheres Risiko, weil ihr Immunsystem ständig geschwächt wird. Zudem wird die Entstehung der freien Radikale durch krebserregende Substanzen in der Nahrung (Karzinogene) oder aus der Umwelt gefördert. Nach Einschätzungen von Prof. Dr. Helmut Heseker von der Universität Paderborn gehen rund 30 bis 40 Prozent der Krebserkrankungen auf das Konto falscher Ernährung, und »in 128 von 156 Studien wurde ein signifikanter, protektiver Effekt von Obst und Gemüse gesehen.« (Helmut Heseker, Sekundäre Pflanzenstoffe: Reif für die Nahrungsergänzung?)

Reduzieren Sie schädliche Stoffe!

Essen und kochen Sie so naturbelassen wie möglich. Vermeiden Sie alle Produkte, die künstliche Nahrungsmittelzusätze enthalten oder fettreduziert sind. All die künstlichen Ersatzstoffe wie Zuckeraustauschstoffe, Verdickungsmittel, Konservierungsmittel & Co. können das sensible Gleichgewicht der inneren Körperchemie stören, irritierend und damit schwächend auf das Immunsystem einwirken und zudem die Entstehung weiterer freier Radikale begünstigen. Bevorzugen Sie Obst, Gemüse und Fleisch aus biologischer Landwirtschaft.

Auf der Ebene der Ernährung steht auch eine ständige Übersäuerung in Verdacht, das Erkrankungsrisiko für Krebs zu erhöhen. Lebensmittel, die übersäuernd wirken (vor allem die Kombination aus zu viel verschiedenen Eiweißsorten pro Mahlzeit) sollten reduziert werden. Wer an starkem Übergewicht leidet, sollte nach Möglichkeit versuchen, auf gesunde Art und Weise dauerhaft zu seinem Idealgewicht zu finden. Der Internist Dr. med. Wolf Funfack sagt dazu: »Beim Übergewicht sind die Fettzellen hypertrophiert, d.h. sie nehmen an Volumen zu und produzieren dann in ihrem Inneren verschiedene Entzündungsmediatoren, die auch die Entstehung und Unterhaltung von Krebszellen begünstigen können. Übergewichtige Frauen tragen ein zusätzliches Risiko, weil in den Fettzellen auch Östrogene produziert werden. Ein ständig zu hoher Östrogenspiegel steigert das Brustkrebsrisiko.« (Wolf Funfack, metabolic balance)

Die Entstehung von Krebs ist natürlich ein multifaktorielles Geschehen. Neben der Säule der Ernährung gibt es viele weitere begünstigende Ursachen: von der psychischen Befindlichkeit bis hin zu Umweltfaktoren, die wir aber an dieser Stelle nicht in aller Ausführlichkeit behandeln können.
Grundsätzlich sollten Krebspatienten alle Ebenen der Heilung in Betracht ziehen und nutzen. Die gesunde Ernährung und die Ergänzung der Nahrung mit

wichtigen Antioxidanzien sind sicherlich ein Schritt in die richtige Richtung. Bei einer schon bestehenden Tumorerkrankung bringt eine Ernährungsumstellung allein meist keine Heilung, sie kann jedoch die medizinischen oder komplementären Therapien sehr sinnvoll ergänzen.

Es ist nie zu spät, für sich selbst die Nahrung auszuwählen, die dem ganzen Organismus guttut!

Natürlich gibt es auch positive Extrembeispiele für Spontanheilungen. Der Aronia-Landwirt Johann Hüttinger weiß davon zu berichten:
»Der Bruder eines Freundes war schwerst an Krebs erkrankt, bekam Chemo- und Strahlentherapie und war bereits sehr stark abgemagert. Er aß und trank nichts mehr – außer Aroniasaft. Mittlerweile geht es ihm wieder sehr gut und er nahm auch wieder an Gewicht zu! Neulich war er zu einem Geburtstag in einem Gasthaus eingeladen, selbst zu solchen Anlässen nimmt er seinen eigenen Aroniasaft mit – weil er nichts anderes mehr trinkt. Ich weiß, die Geschichte klingt zwar verrückt und ich weiß auch nicht, ob es die Inhaltsstoffe des Aroniasaftes waren, die ihm bei der Genesung geholfen haben – aber in jedem Fall

geht es dem Bruder meines Freundes momentan sehr gut!«

Viele Wissenschaftler verfolgen die These, dass die freien Radikale ursächlich an der Entstehung von Krebs beteiligt sind, dann nämlich, wenn sie bis zum Zellkern vordringen, sodass dieser entartet und sich zur Tumorzelle ausbildet. Ist dann noch das Immunsystem geschwächt und kann die entarteten Zellen nicht erkennen oder eliminieren, sind der Krebsentstehung quasi Tür und Tor geöffnet.

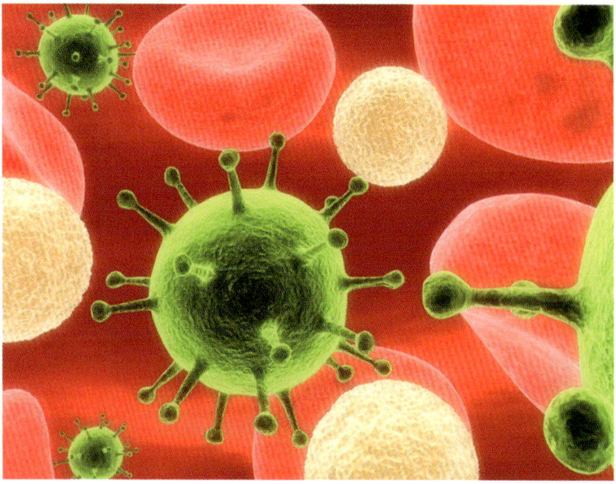

Antioxidanzien, wie sie in Obst und Gemüse und besonders reichlich in der Aroniabeere vorkommen, schützen unsere Zellen vor den Angriffen der freien Radikale und in letzter Konsequenz bieten sie so auch Schutz vor der Entstehung von Krebserkrankungen. Das National Cancer Institute in den USA hat eine Rangliste der Lebensmittel nach ihrer krebsvorbeugenden Wirkung aufgestellt. Dabei kommt den antioxidativ wirkenden sekundären Pflanzenstoffen die primäre Rolle für unsere Gesundheit zu.

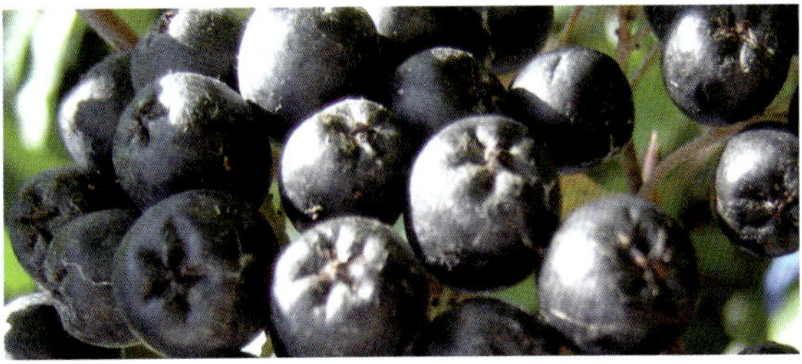

Auch das kanadische Krebsforscherteam Richard Béliveau und Denis Gingras schreibt ihnen große Heileigenschaften zu:
»Diese sekundären Pflanzenstoffe besitzen hochwirksame krebshemmende Eigenschaften, die in die Prozesse eingreifen, welche an der Entwicklung von Krebs beteiligt sind.« (Béliveau/Gingras, Krebszellen mögen keine Himbeeren)

Gut für Herz und Gefäße

Das Herz ist der Motor unseres Seins. Bei normaler Belastung schlägt es rund 70-mal in der Minute. Täglich pumpt es rund 18 Tonnen Blut durch unsere insgesamt etwa 100 000 Kilometer langen Gefäße. Wird das Herz krank, so gerät es aus dem Takt, schlägt unrhythmisch, zu schnell oder zu langsam. Ist das Herz-Kreislauf-System geschwächt, kann das zu einer Reihe ernster Erkrankungen bis hin zum Herzinfarkt führen. Herz-Kreislauf-Erkrankungen sind nach wie vor die häufigste Todesursache in den westlichen Industrienationen. Doch mit einer optimierten Ernährungsweise können wir selbst viel tun, damit unser Herz stark und gesund bleibt. Denn auch bei der Entstehung von Herzerkrankungen spielen die freien Radikale wieder eine Schlüsselrolle.

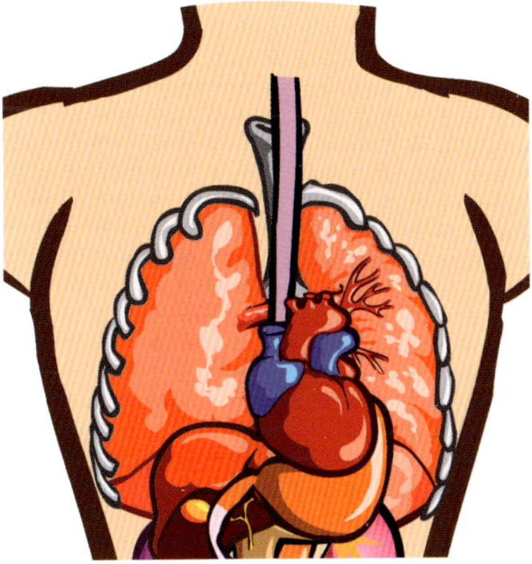

Die Arteriosklerose (Gefäßverengung) ist, wie wir alle wissen, die erste Stufe zum Herzinfarkt. Verengte Blutgefäße verhindern den Blutkreislauf und sorgen so für eine Unterernährung der Muskulatur, insbesondere des Herzmuskels. Vermutlich verbinden sich freie Radikale mit dem LDL-Cholesterin und verursachen so die Oxidation: In etwa können wir diesen Vorgang mit dem Ranzigwerden von Öl oder dem Gerinnen von Milch vergleichen. Normalerweise werden diese ranzigen oder geronnenen Cholesterinpartikel, die vorzugsweise an den Gefäßwänden haften bleiben, von der körpereigenen Immunabwehr vernichtet. Unglücklicherweise lassen sich diese Cholesterinpartikel jedoch nicht vollständig von der körpereigenen Immunabwehr abbauen, und so werden die Ablagerungen an den Gefäßen immer dicker und dicker, die Blutzirkulation wird verlangsamt, die Blutgerinnungsfaktoren werden erhöht und lassen kleine Gerinnsel um die Ablagerungen entstehen, bis die Blut- und Sauerstoffversorgung letztlich in einigen Gewebe- oder Muskelpartien vollständig zum Erliegen kommt. Studien weisen allerdings darauf hin, dass eine entsprechende Ernährung – mit einem hohen Gehalt an Antioxidanzien – das Risiko, an Herz- und Gefäßleiden zu erkranken, drastisch herabsetzen kann.

Die in der Apfelbeere enthaltenen Anthocyane gehören, wie weiter vorne beschrieben, zur Gruppe der Polyphenole. Sie ist die größte Gruppe unter den sekundären Pflanzenstoffen und stehen jüngst in Sachen Herzschutz im Blickpunkt der Wissenschaft: Man wollte endlich herausfinden, was es mit dem sogenannten »Französischen Paradox« auf sich hat. Die niedrigere Rate an Herz-Kreislauf-Erkrankten in südlichen Ländern führte man zunächst auf die allgemein als gesünder geltende mediterrane Küche mit hohem Anteil an frischem Obst, Gemüse, Fisch und Olivenöl zurück. Allerdings gilt die französische Kü-

che als schwerer und fettreicher als die anderer südlicher Länder – doch gerade in Frankreich ist die Rate für Herz- und Kreislauf-Erkrankungen noch niedriger als in anderen Mittelmeerländern.
Das Ergebnis weiterer Studien: Am Rotwein muss es liegen! Deshalb werden die im Rotwein gefundenen Polyphenole aktuell geradezu als Zauberstoffe gefeiert. Wird Rotwein nämlich zum Essen getrunken, hemmt er mögliche negative Wirkungen von gesättigten Fettsäuren. Aufgrund der stark antioxidativen Wirkung werden freie Radikale neutralisiert und damit die LDL-Oxidation verhindert. Zudem verbessern die phenolen Substanzen das Verhältnis von LDL- zu HDL-Cholesterin. Übrigens: Untersuchungen bestätigten, dass der Polyphenolgehalt von dunklen Trauben und Rotwein identisch ist; allerdings können mengenmäßig mehr Anthocyane aus den Trauben vom Organismus aufgenommen werden als durch das Weintrinken. Unser Tipp: Genießen Sie den alkoholfreien Aroniasaft besonders direkt zum Essen und profitieren Sie von seinen gefäßschützenden Eigenschaften!

Zusammenfassend werden den Polyphenolen folgende Eigenschaften in Sachen Herzschutz zugeschrieben:

Herzschutz durch Polyphenole

- Hemmen die Neigung der Blutplättchen zur Verklumpung (Thrombozyten-Aggregation)
- Verbessern die Fließeigenschaft des Blutes
- Reduzieren das Arteriosklerose-Risiko
- Wirken blutdruckausgleichend
- Senken die Entzündungsneigung

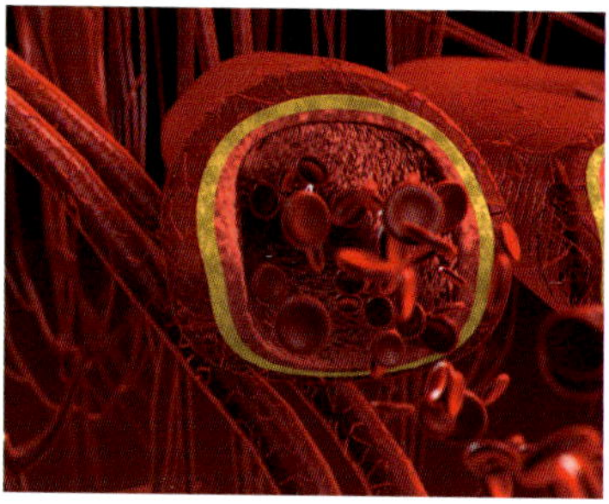

Apfelbeere – Powerstoff fürs »Oberstübchen«

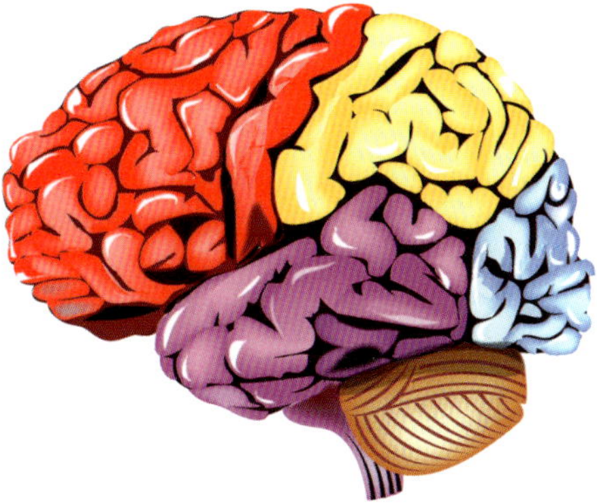

Unser Gehirn ist das Organ mit dem höchsten Sauerstoffverbrauch, denn alle Körperfunktionen werden von den Nervenzellen aus gesteuert. Das Gehirn ermöglicht uns, zu denken und uns zu erinnern und mit anderen Menschen zu kommunizieren. Doch wo viel Sauerstoff verbraucht wird, tritt besonders viel oxidativer Stress auf. Gerade in zunehmendem Alter ist das Gehirn besonders anfällig gegenüber den Angriffen der freien Radikale. Heute weiß man, dass oxidativer Stress auch eine wichtige Rolle bei neurodegenerativen Erkrankungen wie Demenz, Morbus Alzheimer und Morbus Parkinson spielen – Gehirnerkrankungen, die überwiegend im höheren Lebensalter auftreten.

Zunehmende Häufigkeit von Demenz-Erkrankungen

Laut Schätzungen leiden in Deutschland rund 2 Millionen Menschen an verschiedenen Formen der Demenz; davon sind rund 600 000 bis 800 000 Menschen von der Alzheimer-Demenz betroffen. Schätzungen zufolge wird diese Zahl in den nächsten zwei bis drei Jahrzehnten auf 1,4 Millionen anwachsen. Die Erkrankungshäufigkeit erhöht sich mit zunehmendem Lebensalter und steigt zwischen dem 65. und 90. Lebensjahr um das Dreißigfache.

Wenn es um die Gesundheit von Gehirn und Nervenzellen geht, wird ganz offensichtlich, wie bedeutend der Zustand unserer Zellen für unsere Gesundheit ist. Auf der Ebene der Körperzellen beginnen alle Aspekte, die mit unserer Gesundheit zu tun haben – und hier enden sie auch, letztendlich mit dem Tod der Zellen. Zum ersten Mal im Lauf der Menschheitsgeschichte können Wissenschaftler heutzutage erforschen, auf welche Weise die Ernährung auf zellulärer Ebene die Gesundheit fördert oder dazu beitragen kann, Krankheiten zu verursachen. In-vitro-Studien (im Reagenzglas) zeigten deutlich, dass antioxidative Pflanzenextrakte die Gehirnzellen schützen können. Dass sie dies auch beim Menschen tun und vermutlich die Blut-Hirn-Schranke überwinden können und tatsächlich einen Weg ins Gehirn zu den Nervenzellen finden, zeigte sich durch neue epidemiologische Studien. Demnach schützen Antioxidanzien das Gehirn nachweislich vor degenerativen Prozessen; Alterungsprozesse verlangsamen sich und die kognitiven Fähigkeiten werden verbessert.

In der amerikanischen Langzeitstudie der Vanderbilt-Universität haben Wissenschaftler rund 2000 Teilnehmer einer Demenz-Studie beobachtet (Dai Q, Fruit and Vegetable Juices and Alzheimer's Disease: The Kame Project. The American Journal of Medicine 2006; 19(9):751–759). Das verblüffende Ergebnis: Teilnehmer, die pro Woche mindestens drei Gläser Obst- oder Gemüsesaft tranken, hatten ein um

76 Prozent niedrigeres Risiko, an Morbus Alzheimer zu erkranken! Als die wirksamsten Antioxidanzien stellten sich dabei nicht die altbekannten Vitamine A, E oder C heraus, sondern wiederum die Gruppe der sekundären Pflanzenstoffe, darunter die Polyphenole. Laut Studienauswertung schützen sie die Neuronen im Gehirn vor oxidativen Prozessen und blockieren zudem die Bildung der für die Alzheimer-Erkrankungen typischen Plaques im Gehirn . Die Wissenschaftler der Vanderbilt-Universität wollen nun die Demenz-Prävention im Hinblick auf Polyphenole aus Frucht- und Obstsäften genauer unter ihr Forschungsvisier nehmen. So dürfen wir sicherlich in den kommenden Jahren mit neuen Ergebnissen rechnen.

»Freie Radikale sind die Hauptfeinde eines gut funktionierenden Gehirns. Jeder Abbau im Gehirn kann verhindert und zum Teil rückgängig gemacht werden. Es gibt Menschen, die im Alter von über achtzig noch komplizierte Lehrbücher schreiben.«

Dr. med Leonhard Hochenegg

(aus: Wegweiser, September 4/08, S. 38)

Die Beere mit dem Anti-Aging-Kick

Es ist traurig, aber wahr: Der Alterungsprozess beginnt bereits mit der Stunde unserer Geburt. Von diesem Zeitpunkt an startet der Prozess der Zellschädigung und Zellalterung und endet schließlich mit dem Tod. Mit anderen Worten: Wer altert, der »rostet«. Und viele können diesen Rost sogar in Form von Altersflecken am Handrücken oder im Gesicht erkennen: Altersflecken sind nichts anderes als Ablagerungen von Stoffwechselendprodukten, die durch den Angriff freier Radikale auf Hautzellen entstanden sind. Denn auch im Hautgewebe befinden sich reichlich viele der aggressiven Moleküle. Da sie gesunde Zellen zerstören, sind sie maßgeblich am Alterungsprozess der Haut beteiligt – Falten und ungeliebte Altersflecken sind die Folgen.

Natürlich möchten viele die ewige Jugend pachten, doch dieses Versprechen kann auch der Aroniasaft nicht geben. Viel wichtiger ist jedoch, dass wir auch im Alter – wenn das Risiko für gesundheitliche Beeinträchtigungen steigt – noch körperlich und geistig fit und agil sind. Gute hygienische Verhältnisse, der medizinische Fortschritt, ausreichend Nahrung – viele Faktoren haben dazu geführt, dass die Lebenserwartung heute bei rund 82 Jahren (Frauen) bzw. 76 Jahren (Männer) liegt. Zum Vergleich: Noch vor rund 100 Jahren lag sie bei durchschnittlich 42 bis 45 Jahren. In Sardinien gibt es übrigens die meisten alten Männer: Hundertjährige sind dort keine Seltenheit. Und vielleicht tun auch hier die sekundären Pflanzenstoffe ihr Bestes, denn gerade auf Sardinien ist der Rotweinkonsum besonders hoch.

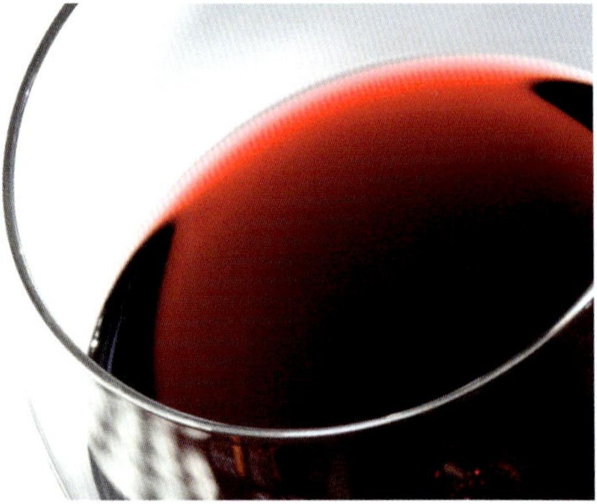

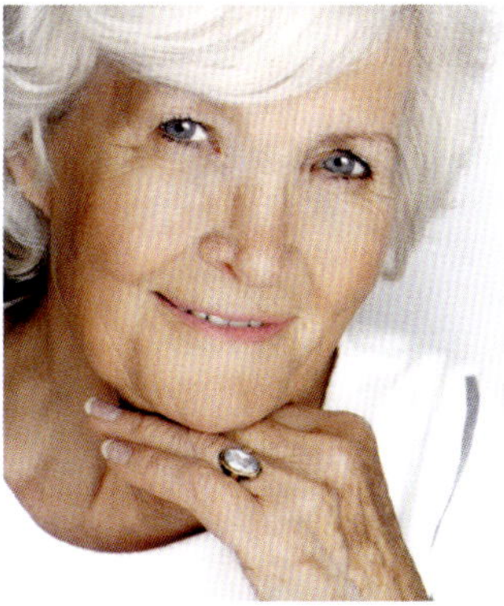

Nicht nur unser Gehirn bleibt fit durch den Anti-Aging-Kick der Antioxidanzien, auch all unsere Körperorgane und das Organ Haut profitieren von der antioxidativen Wirkung der sekundären Pflanzenstoffe. Das macht den Aroniasaft zum wahren Tausendsassa für Fitness, Vitalität und Schönheit, da er auf allen Körperebenen regulierend wirkt. Kein Wunder, schließlich schützen die Radikalenfänger jede unserer Körperzellen – und die befinden sich eben überall. Die Zellen sind die kleinste Funktionseinheit unseres Organismus und zugleich Träger des gesamten genetischen Materials, das die verschiedenen Aufgaben der Zellen steuert.

Gesunde Ernährung mit einem hohen Anteil an Frischkost und der regelmäßige Konsum von Direktsäften wie Aroniasaft können maßgeblich dazu beitragen, dass unsere Zellen nicht vorzeitig altern – denn Zellschutz ist die wichtigste Altersvorsorge!

Die Zelle

Das Leben auf der Erde nimmt seinen Anfang mit einer Zelle und endet mit dem Zelltod. Jedes Lebewesen besteht aus mindestens einer Zelle (Einzeller); Pflanzen und Tiere bestehen oft aus Milliarden von Zellen (Mehrzeller). Der Mensch besteht aus rund zehn Billionen Zellen – eine Zahl, die wir uns nicht mehr vorstellen können: 10.000.000.000.000!

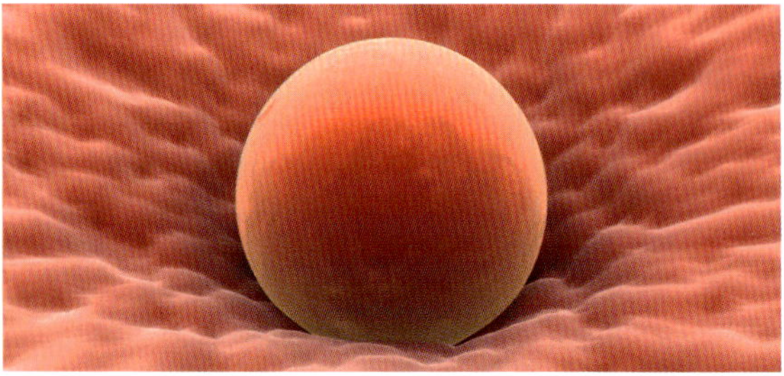

Einkauf, Dosierung und Anwendung

Beim Einkauf von Aroniasaft sollten Sie unbedingt das Etikett lesen. Beste Qualität erkennen Sie an dem Aufdruck: 100 % Direktsaft. Es gibt einige unseriöse Händler, die Aroniasaft anbieten: Bei genauerem Hinsehen stellt man aber fest, dass der Saft nur wenige Prozent Aroniasaft enthält; der Rest ist Wasser oder ein Saftgemisch aus anderen Früchten.

Was ist eigentlich Direktsaft?

Fruchtsaft gibt es zum einen als sogenannten Direktsaft oder »Muttersaft« und zum anderen aus Fruchtsaftkonzentrat hergestellt. Beide haben 100 Prozent Fruchtanteil. Viele Fruchtsäfte werden also zunächst eingedickt, um ein Konzentrat zu erhalten, das leichter transportiert und gelagert werden kann: Der Hauptbestandteil, nämlich Wasser, wird dem Fruchtsaft hier weitmöglichst entzogen. Dabei werden auch

die flüchtigen Aromastoffe abgetrennt. Am Zielort werden solche Fruchtsäfte dann durch Zusatz von Wasser aus lokalen Quellen wieder auf die ursprüngliche Konzentration verdünnt und die getrennt gelagerten Aromastoffe werden zugefügt.
Als Direktsaft wird dagegen ein Fruchtsaft bezeichnet, der nach der Pressung und Kelterung unverändert belassen, also nicht konzentriert und wieder verdünnt wurde.

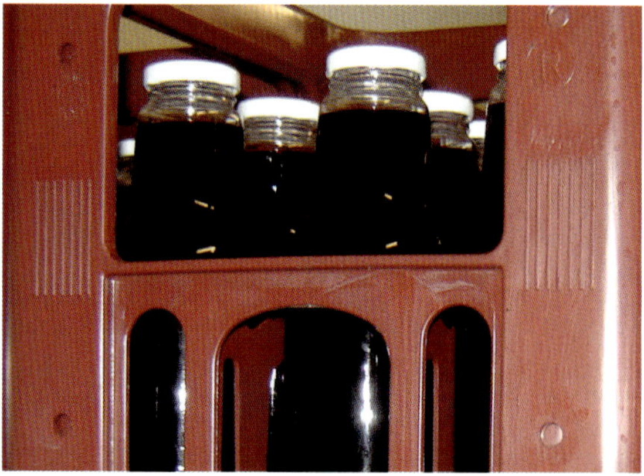

Der Aronia-Direktsaft wird inzwischen auch in einer praktischen Drei-Liter-Saftbox mit Zapfhahn angeboten. Vorteil: Die luftdichte Verpackung schützt die wertvollen Inhaltsstoffe der Aroniabeere und macht

den Saft nach dem Öffnen für mindestens drei Monate haltbar. Drei Liter entsprechen einer Monatskur bei der empfohlenen Tagesdosis von je 100 Milliliter Aroniasaft.
Aroniasaft schmeckt ähnlich wie Rotwein, enthält aber keinen Alkohol und weniger Fruchtsäure. Viele lieben es, den Saft pur zu trinken, andere wiederum genießen ihn lieber als Schorle, gemischt mit Wasser. Eine erfrischende Schorle ist das ideale Getränk für zwischendurch oder nach dem Sport. Auch als Mixgetränk mit anderen Früchten passt die Aroniabeere gut.

Ideal ist es, eine Drei-Monats-Kur mit Aroniasaft zu machen. Danach gilt – wie grundsätzlich beim Verzehr von Antioxidanzien: Die beste Wirkung entfaltet sich bei der mäßigen, aber langfristig regelmäßigen Einnahme.
Wichtig ist allerdings, wie bei allen anderen Lebensmitteln auch: Hören Sie auf Ihre innere Stimme. Von verschiedenen Anwendern weiß man, dass sie eine Zeitlang förmlich nach Aroniasaft »lechzen«; ihr Organismus braucht offensichtlich dringend die im Aroniasaft enthaltenen Vitalstoffe. Wenn der Vitalstoffhaushalt aufgefüllt und ein Mangel an bestimmten Mikronährstoffen gedeckt ist, lässt die große Lust

auf den Geschmack der Aroniabeere vielleicht wieder etwas nach. Trinken Sie dann einfach ab und zu ein kleines Glas voll. Wie bereits erwähnt, profitieren Sie am meisten, wenn der Saft zu den Mahlzeiten genossen wird.

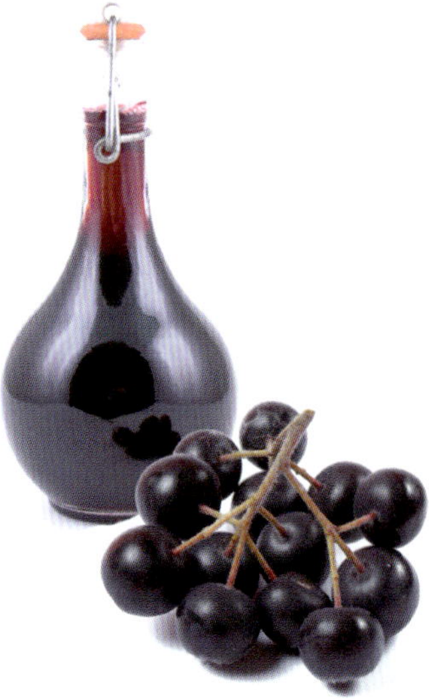

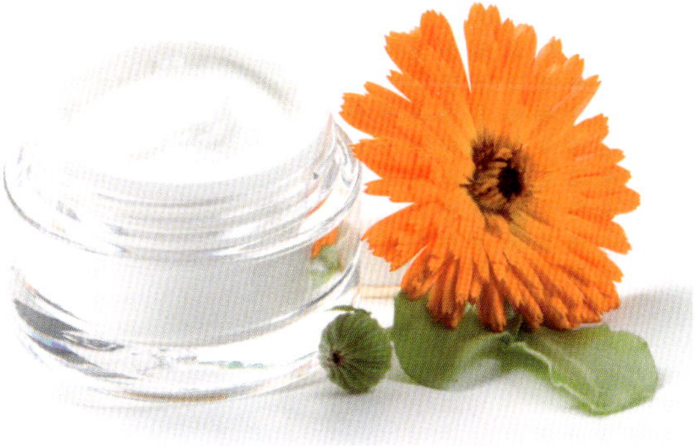

Tausendsassa Aroniasaft

Man kann den Saft übrigens nicht nur trinken. Inzwischen sind auch findige Kosmetikhersteller auf den Aroniasaft gekommen. Wir finden ihn in Hand- und Körpercremes oder in Gesichtspflegeprodukten: Profitieren Sie von den Antioxidanzien auch bei der äußerlichen Anwendung. Sie können auch selbst ein paar Tropfen Aroniasaft in Ihre Lieblingscreme mischen. Aber Vorsicht: Aroniasaft verursacht Flecken, ähnlich dem Rotwein!

Die Drei-Wochen-Aronia-Immunkur

nach HP Birgit Funfack

Selbst für gesundheitsbewusste Menschen scheint es oft kein Entrinnen aus der Sackgasse Giftmüll zu geben. Heutzutage ist es fast unvermeidlich, dass wir über Umwelt und Nahrung mit schädlichen oder giftigen Substanzen in Kontakt kommen, sie in unseren Organismus aufnehmen und speichern.

Nitrite, Kadmium, Formaldehyd und Amalgam (Quecksilber) – das sind nur einige bekannte Namen für giftige Substanzen, die unsere Gesundheit gefährden. Doch die Liste der Umweltgifte wächst von Tag zu Tag. Experten schätzen, dass wir jährlich mit etwa 1000 neuen chemischen Substanzen in Berührung kommen, deren Auswirkungen auf den Organismus wir vermutlich erst im Lauf der Zeit kennenlernen. Viele Gründe also, um unseren Körper dabei zu unterstützen, von Zeit zu Zeit zu entgiften und zu

entschlacken. Denn: Ist er zu belastet, dann reichen seine Mechanismen zur Selbstregulation nicht mehr aus: Zunächst werden die Abfallstoffe im Bindegewebe deponiert. Sind die Kapazitäten dort überschritten, dann leidet der gesamte Stoffwechsel und damit in Zusammenhang stehend auch unser Abwehrsystem. Zudem gelangen Schlackenstoffe an Gelenke und Knochen oder an Organsysteme und können zur Ursache verschiedenster Erkrankungen werden.
Zwar scheint es, dass die Entgiftung aufgrund der zunehmenden Bedrohung durch Umweltgifte eine Erfindung der Neuzeit ist, doch in der Naturheilkunde galt die Reinigung und die Entgiftung des Körpers seit jeher als »die Mutter aller Therapien«. Die Ableitung der Gifte von innen nach außen hatte in der Geschichte der naturheilkundigen Medizin von Hippokrates bis Paracelsus immer einen gewichtigen Stellenwert. Und der Wasserdoktor Sebastian Kneipp soll auf die Frage nach den drei wichtigsten Therapieverfahren geantwortet haben: »Erstens Entgiftung, zweitens Entgiftung, drittens Entgiftung.«

Für viele naturheilkundige Behandler gilt dies noch heutzutage, denn zielgerichtete Therapien gegen bestimmte Leiden greifen häufig erst in einem gereinigten Organismus: Schlacken- und Giftmülldepots können die Reaktionsfähigkeit blockieren. Will heißen: Selbst ein noch so gutes Behandlungskonzept ist häufig nicht von Erfolg gekrönt, wenn der Körper des Patienten als wahres Giftmülllager dient.

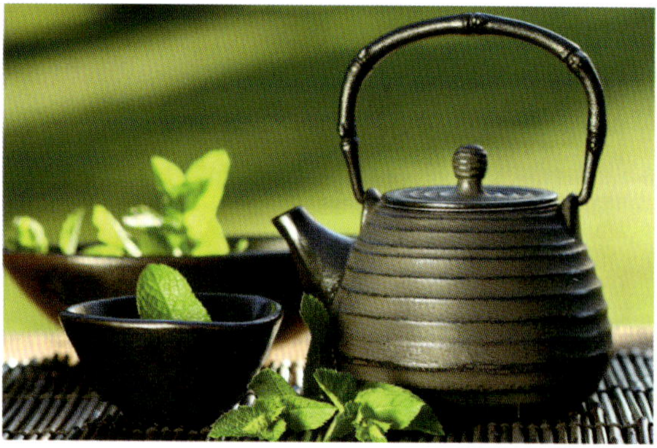

Jede Immunkur sollte also ein sinnvolles Entschlacken und Entgiften miteinbeziehen. Denn ein gut funktionierender Stoffwechsel, durch den alle Körperzellen optimal versorgt werden, steht als Garant für ein intaktes Immunsystem an allererster Stelle.

Bei einem ganzheitlichen Heilkonzept sollte man überdies die immaterielle Vergiftung in Betracht ziehen: Unterstützen Sie eine Immunkur auch mit der richtigen »Seelenhygiene«. Trennen Sie sich beispielsweise nicht nur körperlich von Abfall, sondern lassen Sie auch geistigen Müll los. Misten Sie daheim mal so richtig aus (Keller, Dachboden, Garage nicht vergessen!) – das tut der Seele gut. Versuchen Sie auch, durch geeignete Techniken der Tiefenentspannung die Alltagssorgen loszulassen.

Eine moderate Lebensweise mit gesunder Ernährung, ausreichend Bewegung und frischer Luft, erholsamem Schlaf und glücklichem Liebesleben trägt langfristig dazu bei, Ihr Immunsystem stabil zu halten. Ein bisschen Stress darf schon sein, wenn es dazwischen immer wieder Ruheinseln zum Ausspannen gibt.

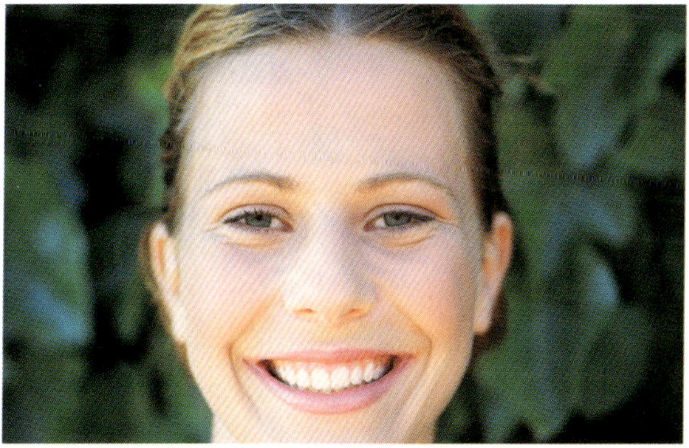

Beim Immunsystem auch immer an den Darm denken!

Rund 70 Prozent des Abwehrsystems befinden sich im Darm. Viele Menschen leiden aufgrund der industriell hergestellten Nahrung und der darin enthaltenen Zusatzstoffe an Darmproblemen. Dadurch kommt es zu einer Irritation des gesamten Hormon- und Stoffwechselsystems und damit einhergehend zu einer Schwächung des Immunsystems. Wenn Sie an Darmproblemen leiden, sollten Sie unbedingt etwas an Ihrer Ernährung ändern. Zudem können spezielle Darmkuren wie die Colonhydrotherapie hier gute Hilfe leisten – besonders fürs Immunsystem!

Für wen ist eine Immunkur geeignet?

Wie bereits erwähnt, entkommt wohl niemand mehr den Umweltgiften und schädlichen Stoffen in der Nahrung. Ideal ist es daher, wenigstens einmal im Jahr eine einwöchige Immunkur durchzuführen. Wer jedoch an einer Immunschwäche und häufigen Infekten leidet oder an chronischen Krankheiten, die das Immunsystem in seiner Arbeit schwächen, der sollte mindestens zweimal im Jahr mit einer ein- bis dreiwöchigen Kur sein Immunsystem unterstützen. Doch keine Angst, eine solche Kur muss nicht aufwendig oder teuer sein – alles was Sie dazu brauchen, können Sie leicht selbst einkaufen und herstellen. Auch neben Ihrer normalen täglichen Arbeit ist die folgende Immunkur leicht durchführbar.

Und so geht's:

Leiten Sie die Immunkur ein, indem Sie Ihre Ernährung zunächst auf leichte Kost mit viel frischem Obst und Gemüse umstellen. Essen Sie an drei Tagen jeweils einmal folgende Suppenzubereitung:

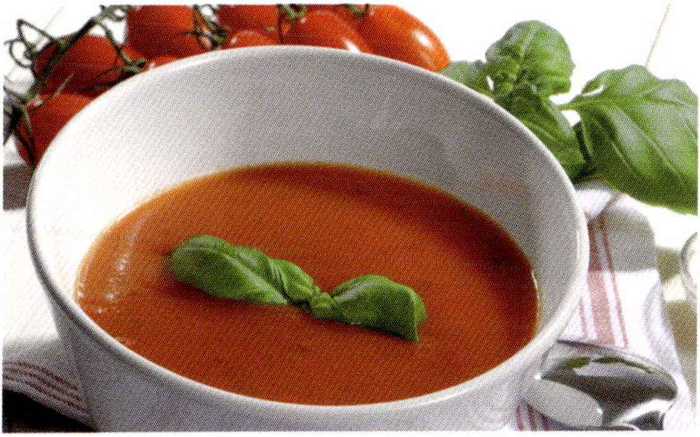

1 EL reine Gemüsebrühe (ohne künstliche Zusätze oder Geschmacksverstärker) in 250 ml heißes Was-

ser geben. Dazu 1 EL Algenflocken und 1 EL kalt gepresstes Öl mit Omega-3- und Omega-6-Fettsäuren. Kurz im Mixer oder mit dem Pürierstab verquirlen.

Bereiten Sie sich in den darauf folgenden drei Wochen je 3-mal täglich den Aronia-Immuntrunk und behalten Sie die leichte Kost bei (ideal ist auch, wenn Sie sich bei der Zusammenstellung Ihrer Mahlzeiten an den Ernährungsempfehlungen nach metabolic balance® orientieren):

Geben Sie auf 100 ml (möglichst frisch gepressten) Orangensaft 10 ml Aroniasaft und 1 EL kalt gepresstes Öl mit Omega-3- und Omega-6-Fettsäuren. Kurz im Mixer oder mit dem Pürierstab verquirlen (falls Sie an Hautproblemen leiden, ersetzen Sie den Orangensaft durch Sojamilch).

Darüber hinaus sollten Sie während der Immunkur folgende Punkte beherzigen:

- Häufig kommt es zum »Putzwahn«, wenn man gerade an einer Infektion leidet, weil man mit Gewalt Bakterien und Viren loshaben möchte. Unsere Empfehlung: Halten Sie sich gerade jetzt von allen chemischen Putzmitteln fern! Die Erfahrung hat gezeigt, dass der übermäßige Gebrauch von chemischen Reinigungsmitteln ein labiles Immunsystem erst recht schwächt.

- Gleiches gilt für Kosmetika: Meiden Sie in Zeiten einer Immunschwäche synthetisch hergestellte Kosmetika wie etwa Duschgels oder Deos (enthalten Aluminium).
- Tragen Sie nachts warme Schafwollsocken. Ihr Immunsystem wird es Ihnen danken!

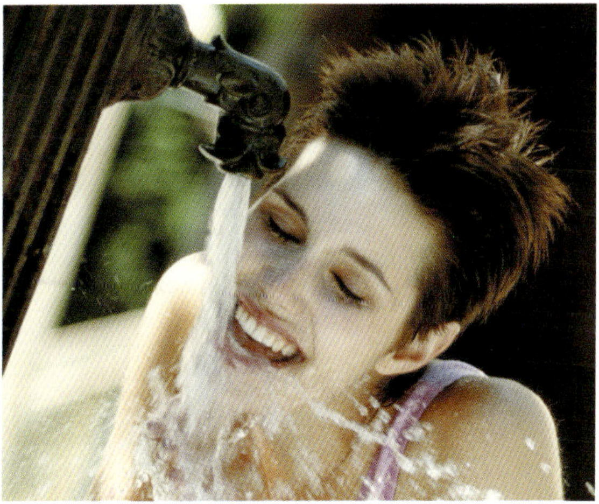

Immer ausreichend Wasser trinken!

Innerhalb des Stoffwechsels können wir alles durch „Bewegung« beeinflussen. Der Transport von allen aufbauenden Stoffen und von Abfallprodukten geschieht immer über das Transportmittel Wasser. In seiner Fließbewegung nimmt es alle wichtigen Stoffe mit, sodass alle Körperzellen beliefert werden und Zellabfall abtransportiert wird. Trinken Sie deshalb während einer Immunkur mindestens drei Liter stilles Mineralwasser, das möglichst arm an Mineralien ist. Jetzt geht es nicht darum, möglichst viele Mineralien aufzunehmen, sondern den Körper zu reinigen. Und je weniger Stoffe bereits an ein Wasser gebunden sind, desto aufnahmefähiger ist es, um Stoffe an sich zu binden und abzutransportieren.

Trinken Sie Ihre tägliche Wassermenge aber möglichst nicht auf zwei Mal, sondern in kleinen Rationen über den Tag verteilt. Gönnen Sie sich also möglichst oft zwischendurch ein Glas Wasser.

Gesund kochen mit Aronia – leckere Rezepte

Bereichern Sie Ihren täglichen Speiseplan mit Aronia-Gerichten und -Drinks. Sie werden überrascht sein, was sich aus der kleinen Zauberbeere alles machen lässt!

Aronia-Drinks (ohne Alkohol)

Aroniasirup

1 Zitrone

1 l Wasser

500 g Zucker

1000 g Aroniabeeren

Zitrone in Scheiben schneiden.

Alle Zutaten in ein geschlossenes Gefäß geben. Unter mehrmaligem Umschwenken 5 Tage stehen lassen.

Den Sirup abseihen und in eine Flasche füllen.

Aronia-Zitronen-Limo

Ein gesunder Durstlöscher mit vielen Vitaminen, Mineralien und Antioxidanzien!

1 Flasche Mineralwasser
100 ml Aroniasaft
4 EL Agavensirup
2–3 unbehandelte Zitronen

Mineralwasser, Aroniasaft und Agavensirup in eine Kanne geben.

Zitronen halbieren, auspressen und dem Saft beifügen.

Aronia-Immuntrunk

10 ml Aroniasaft
100 ml frisch gepresster Orangensaft
1 EL kalt gepresstes Öl mit Omega-3- und Omega-6-Fettsäuren

Zutaten kurz im Mixer oder mit dem Pürierstab verquirlen.

Dreimal täglich genießen.

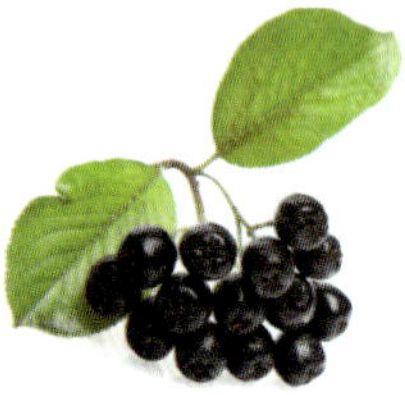

Winterliches Abendgetränk

Schmeckt Kindern gut und steigert die Lernfähigkeit.

30 ml Aroniasaft
200 ml Apfelsaft
1 Prise Zimt
1 EL kalt gepresstes Öl mit Omega-3- und Omega-6-Fettsäuren

Zutaten kurz im Mixer oder mit dem Pürierstab verquirlen und erwärmen.

Aronia-Vital-Shake

Macht munter, hilft bei leichter Kreislaufschwäche und Erschöpfung.

Das Guaranapulver verfügt über die gleichen belebenden Eigenschaften wie Koffein, belastet jedoch den Kreislauf nicht negativ.

30 ml Guaranapulver
100 ml Aroniasaft
100 ml Mineralwasser
evtl. Agavensirup

Zutaten gut verrühren. Nach Belieben eventuell mit Agavensirup süßen.

In drei Portionen über den Tag verteilt trinken.

Aronia-Drinks (mit Alkohol)

Rose Prosecco

Prosecco

Aroniasaft

In jedes Glas Prosecco einen Schuss Aroniasaft geben. Verleiht dem Getränk nicht nur eine schöne Roséfarbe, sondern schmeckt auch lecker – Ihre Gäste werden begeistert sein!

Caipirinha Spezial

1 Limone

2 TL brauner Zucker

zerstoßenes Eis

2 cl Aronialikör

2 cl Zuckerrohrschnaps

Limone schälen und achteln. Zusammen mit dem Zucker in einem stabilen Glas zerstampfen, bis der Zucker sich aufgelöst hat.

Das Glas mit Eis auffüllen, Aronialikör und Schnaps dazugeben und kräftig umrühren.

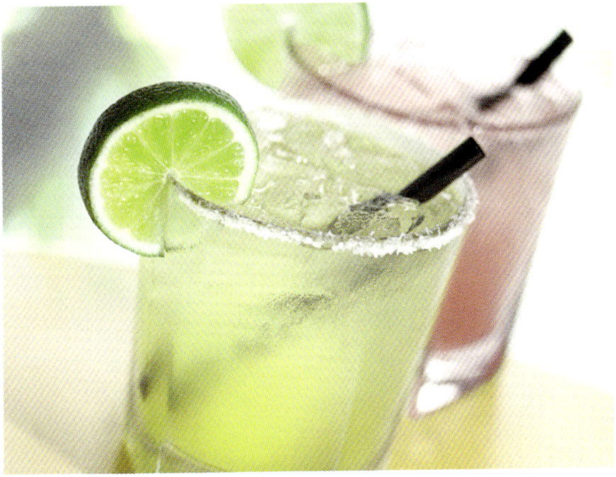

Leichte Gerichte

Artischockenherzen mit Quark-Aronia-Creme

1 Portion eingelegte Artischocken
1 Portion Aroniabeeren
1 Portion Quark
1–2 EL Mineralwasser
Salz
Pfeffer
Paprikapulver

Artischockenherzen aus dem Glas abtropfen lassen und auf einen Teller geben.

Aroniabeeren waschen, trocken tupfen und im Mixer

fein pürieren. Die pürierten Beeren mit dem Quark und dem Mineralwasser gut verrühren. Das Ganze mit Salz, Pfeffer und Paprikapulver kräftig abschmecken.

Die Quark-Aroniabeer-Creme über die Artischockenherzen geben.

Rotweinsauce – ohne Rotwein

Passt gut zu Lamm, Wild oder Geflügel.

1 Bund Schalotten
1 EL scharfer Senf
40 g Butter
100 ml Aroniasaft
150 ml Brühe
100 ml Sahne
Salz
Pfeffer, frisch gemahlen

Die Schalotten würfeln und mit Senf im heißen Fett andünsten.

Unter Rühren Aroniasaft und die Brühe hinzugeben und auf kleiner Flamme köcheln lassen. Nach Belieben Sahne unterrühren.

Mit Salz und Pfeffer abschmecken.

Fruchtige Desserts

Aroniabeeren mit Sojajoghurt

1 Portion Aroniabeeren (frisch oder getrocknet)
250 ml Sojajoghurt
1 EL Agavensirup
Aroniabeeren in den Sojajoghurt untermischen und mit dem Mixer pürieren.
Nach Belieben mit Agavensirup verfeinern.

Aroniacreme

(für 4 Personen)
400 g Schlagsahne
250 g Dickmilch
4 EL Agavensirup
100 ml Aroniasaft
abgeriebene Schale einer unbehandelten Zitrone
5 Blatt weiße Gelatine
Die Sahne mit einem Rührgerät steif schlagen.
Die Dickmilch mit Sirup, Aroniasaft und Zitronenschale verrühren und unter die Sahne heben.
Die Gelatine in Wasser einweichen, ausdrücken und unter die Masse rühren (siehe Anleitung auf der Verpackung).
Die Creme in den Kühlschrank stellen, bis sie steif ist.

Tipp:
Eignet sich auch hervorragend als Füllung für Windbeutel.

Himbeer-Aronialikör-Eis

300 g Himbeeren
300 g Sahnejoghurt
2 Eigelb
30 g Puderzucker
2 Päckchen Vanillinzucker
3 cl Aronialikör

Aufgetaute Himbeeren mit dem Sahnejoghurt vermischen.

Eigelb, Puderzucker und Vanillinzucker mit dem Handrührgerät rühren, bis eine sämige Masse entstanden ist.

Eigelbmasse mit dem Früchtejoghurt vermischen und in den Gefrierschrank stellen.

Alle 10 Minuten umrühren, bis die Masse hart gefroren ist.

Eine Portion mit dem Eislöffel entnehmen, in eine kleine Schale geben und mit dem Aronialikör garnieren.

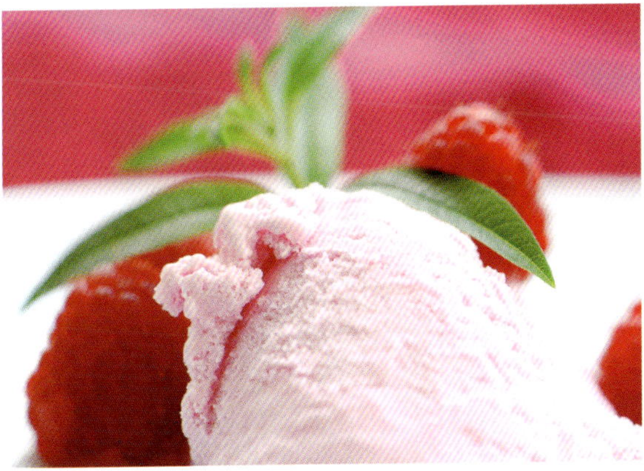

Aroniasorbet mit Prosecco

(für 4 Personen)

2 unbehandelte Zitronen

300 ml Wasser

160 g Zucker

1 Eiweiß

Prosecco oder Sekt zum Auffüllen

60 g frische oder getrocknete Aroniabeeren

Zitronenmelisse oder Minzblätter zum Verzieren

Eine der Zitronen waschen und die Schale abreiben. Wasser, Zucker und Zitronenschale unter Rühren aufkochen, bis sich der Zucker gelöst hat. Dann abkühlen lassen.

Das Eiweiß steif schlagen.

Beide Zitronen auspressen und den Saft sowie den erkalteten Zuckersirup unter den Eischnee rühren.
Die Masse etwa 1 Stunden gefrieren lassen, gründlich durchrühren, weitere 40 Minuten gefrieren und nochmals durchrühren.
Nun das Sorbet portionsweise in Gläser füllen, mit Prosecco aufgießen und mit Aroniabeeren und Melisse verziert servieren.

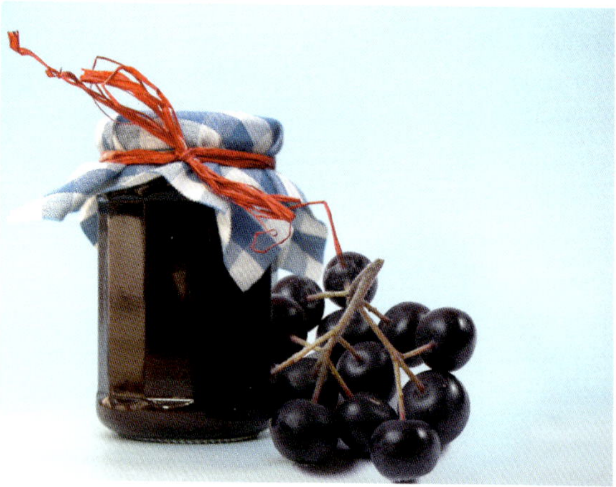

Aronia-Marmelade

1300 g Aroniabeeren
500 g Gelierzucker
40 ml Aronialikör

Aroniabeeren mit dem Gelierzucker zum Kochen bringen.

Topf vom Herd nehmen und Aronialikör hinzufügen (vorsichtig, spritzt eventuell!).

Marmelade in Gläser abfüllen.

Getrocknete Aroniabeeren

Aroniabeeren waschen und bei ca. 50 °C im Ofen trocknen. Dann gut verschlossen und trocken aufbewahren.

Sie können tagsüber einige Teelöffel der Beeren kauen oder sie dem Müsli oder Nachspeisen beifügen. Wie andere getrocknete Früchte (beispielsweise Rosinen) lassen sich Aroniabeeren in Kuchen, Gebäck und Brot einbacken.

Buchempfehlungen

Dr. med. Richard Béliveau und Dr. med. Denis Gingras
Krebszellen mögen keine Himbeeren
Nahrungsmittel gegen Krebs. Das Immunsystem stärken und gezielt vorbeugen
Kösel Verlag
ISBN 978-3-466-34502-1

Dr. Michaela Döll
Antiaging mit Antioxidantien
Die Powerstoffe für Fitness und Vitalität
Herbig
ISBN 978-3-7766-2500-4

Masaru Emoto und Jürgen Fliege
Die Heilkraft des Wassers
Koha Verlag
ISBN 978-3-936862-48-5

Wolf Funfack
metabolic balance – Die Diät
Südwest Verlag
ISBN 978-3-517-06955-5

Sigrid Grün und Jan Neidhardt
Aronia – unentdeckte Heilpflanze
Edition Buntehunde
ISBN 978-3-934941-39-7

Edmund Schmidt und Nathalie Schmidt
Leitfaden Mikronährstoffe
Orthomolekulare Prävention und Therapie
Urban & Fischer
ISBN 978-3-437-56540-3

Nobuo Shioya
Der Jungbrunnen des Dr. Shioya
Koha Verlag
ISBN 978-3-936862-91-1

Weitere Bücher von Petra Neumayer

Gesundheit in Balance
Wie Sie Ihren Säure-Basen-Haushalt ins Gleichgewicht bringen
Kamphausen Verlag
ISBN 978-3-928430-45-6

metabolic balance – für Einsteiger
Die wichtigsten Basics zur Stoffwechselumstellung
Südwest Verlag
ISBN 978-3-517-08517-3

Natürliche Antibiotika
Sanfte Heilung aus dem Pflanzenreich
Ullstein Verlag
ISBN 978-3-548-36600-5

Nichtraucher – aber bitte für immer!
Schon 1000-mal probiert? So bleiben Sie rauchfrei!
Mankau Verlag
ISBN 978-3-9809565-9-8

Well & fit mit Algen
Pflanzenpower aus dem Meer
Skripthaus Verlag
ISBN 978-3-8311-1325-5

Medizin zum Aufmalen
Heilen durch Informationsübertragung und Neue Homöopathie
Mankau Verlag
ISBN 978-3-938396-04-9

Medizin zum Aufmalen II
Symbolwelten und Neue Homöopathie
Mankau Verlag
ISBN 978-3-938396-18-6

Adressen, die weiterhelfen

Aroniasaft zum Bestellen:
www.sanaessence.de

Aroniapflanzen zum Bestellen:
Eggert Pflanzenhandel
Baumschulenweg 2, 25594 Vaale
Tel.: (04827) 93 26 27, Fax: (04827) 93 26 28
www.eggert-baumschulen.de

Aroniaplantagen in Niederbayern
www.bayronia.de

Freunde und Förderer der Aroniabeere e.V.
Interessantes rund um die Aroniabeere
www.aroniabeere.de

Autorenkontakt
www.gesundheitsbegleitung.de

Die gesunde Stoffwechselumstellung
www.metabolic-balance.de